Detlef Wolff

Aroma-Therapie nach Detlef Wolff

Praxisorientiertes Therapieren mit ätherischen Öle

Blue Anathan Verlag

Aroma-Terapie nach Detlef Wolff

ISBN 3-931330-05-2

1. Auflage August 1997

Verlag : BAV, Am Wettbach 15
72336 Balingen
07433/93086-4 / Fax -5

Autor : *Detlef Wolff*

Satz : *Andreas Krauth*

Titelbild : *Andreas Krauth*

Belichtung : *Satztechnik Stooß, Hechingen*

Druck : *Druckerei Dräbert, Bochingen*

Inhaltsverzeichnis

Aroma-Therapie nach DETLEF WOLFF 6

Zeitungsberichte 8

Wie wirkt nun die Aroma-Therapie?..................... 10

Wie werden ätherische Öle eingesetzt? 14

Die Dosierungen in der Aroma-Therapie:............. 20

Was wird aus dem Therapeuten, der im regelmäßigen Wechsel alle Therapie-Öle riechen muß? 23

Ätherische Öle und die Allergien 25

Die ätherischen Öle 27

Basilikum 28

Bergamotte 29

Eisenkraut (als Öl: Verbena)................................ 30

Elemi 31

Eukalyptus 32

Fenchel 34

Geranie 36

Jasmin 37

KaManuka*... 38

Kamille spezial 10/90 40

Kamille wild 40

Kamille römisch 42

Kampfer 43

Kardamom 45

Lavendel.. 47

Minze piperita (Pfefferminze) **49**

Muskatellersalbei **50**

Muskatnuß **52**

Myrte **54**

Neroli **56**

Palmarosa **58**

Pfeffer, schwarzer **59**

Pfefferminze **49**

Rose **61**

Rosmarin **63**

Sandelholz **64**

Tagetes **65**

Tea-Tree **66**

Verbena **30**

Wacholder **68**

Ylang-Ylang **69**

Ysop **70**

Welche Öle sind dann nun die richtigen? **71**

Indikationsverzeichnis für den Gebrauch ätherischer Öle nach Detlef Wolff **73**

Applikationsmöglichkeiten in der Aroma-Therapie nach Detlef WOLFF **84**

Index – Indikationen **87**

Programmbeschreibung **89**

Bezugsnachweis der Öle **90**

Bezugsnachweis für Therapeuten: **91**

Aroma-Therapie nach
DETLEF WOLFF

Bereits der Name „Aroma-Therapie“ trifft nicht ganz den Kern dieser Therapie. Bei diesem Namen entsteht sofort die Assoziationskette: Aroma - Duft - Parfum - Parfümerie Douglas“. Und genau dies ist die Aroma-Therapie eben nicht. Eigentlich müßte sie heißen: „olfac-torische Regulationstherapie“. Denn **sie ist ein hochpotentes Arzneimittel** (Dies lesen Sie auch in dem abgedruckten Zeitungsartikel im nächsten Kapitel). Leider kann sich unter „olfactorischer Regulationstherapie“ niemand etwas vorstellen.

Die Aroma-Therapie ist mehrere tausend Jahre alt. Bereits in den alten Persergräbern (die Perser hatten bereits sehr früh eine sehr hohe Kultur) und den ägyptischen Pyramiden fand man zahlreiche Substanzen und Gerätschaften, um Räucherungen und Geruchsveränderungen in geschlossenen Räumen zu erzielen. In der katholischen Kirche ist das Räuchern mit Weihrauch bis heute noch als wichtiger Bestandteil erhalten geblieben.

In der westlichen Welt feiern wir jedes Jahr im Winter mit sehr großem Aufwand ein riesiges Fest. Weiß jemand, was ich damit meine? Natürlich - Weihnachten! Aber was hat Weihnachten mit Aroma-Therapie zu tun? Anläßlich dieser Geburt sind doch drei Könige nach Bethlehem gezogen. Was hatten die dabei? Weihrauch, Myrrhe und Gold. Weihrauch und Myrrhe sind Aroma-Therapie. Und warum hatte der dritte einen Klumpen Gold dabei? Gold ist die Symbolik dafür, daß zur damaligen Zeit die Aroma-Therapie in Gold aufzuwiegen war.

Es war völlig gleichgültig, hier im Sinne von gleichwertig, ob man Gold oder Aroma-Therapie als Geschenk mitbrachte. Genau so ist es heute noch in China. Wenn Sie dort echtes Ginseng kaufen möchten, zahlen Sie nicht mit US-Dollars oder Kreditkarte, sondern in purem Gold. Ein Gramm Ginseng-Wurzel = ein Gramm Gold. Heute wissen wir, daß sowohl Myhrre als auch Weihrauch sehr stark antibiotisch wirken. Und wenn man schon im Kuhstall entbinden muß, dann sollte man wenigstens etwas auf die Hygiene achten, indem man mit diesen Kräutern eine Räucherung vornimmt.

Die französischen Ärzte sind bekannt für Ihre berühmten Naturheilkundigen. Sie hatten und haben noch heute hervorragende Homöopathen und Pflanzenheilkundige. Ich denke in diesem Zusammenhang z.B. an Messegé, der durch seine vielen Bücher sicherlich bei vielen unter ihnen bekannt ist. Diese französischen Ärzte haben die Aroma-Therapie verschreibungspflichtig gemacht.

Nicht, wegen der Risiken und Nebenwirkungen, sondern einzig und allein wegen der hervorragenden Wirkungen und der einfachen Handhabung. Diese Ärzte haben sich überlegt, daß es doch für sie von sehr großem Vorteil wäre, eine extrem erfolgreiche, aber dabei absolut risikolose Therapie für sich alleine zu sichern. Und dies geht am besten über die Verschreibungspflicht. Sie können in Frankreich die wichtigsten ätherischen Öle nur gegen Arztrezept in der Apotheke kaufen.

Die Ärzte in Deutschland arbeiten ja bereits intensiv mit der Aroma-Therapie. So verordnen Sie z.B. Weleda Massageöl mit Arnika, Kamillosan bei Windeldermatitis und in ihre Inhalationsapparate geben sie Eukalyptus, Minze usw.

Wir merken uns, daß die Aroma-Therapie in Frankreich aufgrund der hohen Wirksamkeit unter Ausschluß von Risiken und Nebenwirkungen, den Stellenwert eines Medikamentes erreicht hat und die deutschen Ärzte auf dem besten Wege sind, die Aroma-Therapie auch zu ihren Therapieverfahren zu machen. Vorreiter dieser Bewegung ist das als progressiv bekannte Münchner Krankenhaus Neuperlach“.

Folgende zwei Berichte laß man in der AZ münchen Dienstag, 3. Dezember 1996 Seite 6

Vom Arzt neu entdeckt: Düfte machen gesund

Von Anita Höhne

Düfte können verführen, schöne Erinnerungen wecken, aber auch abstoßen. Gerüche machen aber auch gesund. Meilen mit Düften – das ist altes, fast vergessenes Wissen. Jetzt wird dieses Wissen auch von Medizinern wieder entdeckt und genutzt. Im Krankenhaus Neuperlach ist man dazu übergegangen, duftende Öle zur Genesung einzusetzen.

Ein Fall aus dem Alltag: Ein Patient bekommt am dritten Tag der Operation 39 Grad Fieber. In Absprache mit dem Stationsarzt und den Patienten wäscht die Schwester den Kranken am ganzen Körper mit einer Mischung aus lauwarmen Wasser, einem Eßlöffel Salz, Lavendel und Zitrone. In einer halben Stunde sinkt das Fieber auf 38 Grad, wenig später ist der Patient fieberfrei und fühlt sich wieder wohl.

Im Neuperlacher Krankenhaus werden Aroma-Öle vorwiegend bei Schlafstörungen, Angst, Depression, Verdauungsbeschwerden, Erkältungskrankheiten sowie Muskel und Sehnenbeschwerden eingesetzt. Pflegedirektor Bruno Wirnitzer:

„Aroma-Therapie ist Medizin – und noch mehr als das. Eine heilkräftige Kunst, die allen Menschen auch sehr viel Freude bereiten kann." Der Name der Heilmethode wurde ihr von Wissenschaftlern gegeben.

Ätherische Öle – das sind jene Stoffe, die den Pflanzen zu dem für sie typischen Geruch verhelfen. In der Aroma-Therapie werden diese Essenzen aus Blumen, Kräutern, Bäumen und Harzen gewonnen. Sie helfen bei Mißstimmung, beugen Infektionen vor, stärken körpereigene Abwehrkräfte.

Geranium-Öl beispielsweise wirkt hormonell ausgleichend, Bergamotte wird gegen Ängste oder Winterdepressionen angewandt. Aber auch Hier gilt: Bei Erkrankungen erst den Arzt befragen.

Düfte: Klinik informiert

Das Krankenhaus Neuperlach, Oskar-Maria-Graf-Ring 51, informiert heute über Aroma-Therapie. Von 10 bis 17 Uhr ist in der Eingangshalle eine Ausstellung über die alternative Heilmethode. Bücher, Poster, ein Quiz, Aromadrinks und Tests warten auf die Besucher. Ärzte, Schwestern und Pfleger erklären Wirksamkeit und Anwendungsformen, in welchen Bereichen mit ätherischen Ölen gearbeitet wird. Die Heilpraktikerin, Chemikerin, Biologin und Buchautorin Ruth von Braunschweig redet um 14 Uhr Über "Lust statt Frust – wohl fühlen und heilen mit Ätherischen Ölen".

Wie wirkt nun die Aroma-Therapie?

Immer, wenn Sie etwas riechen, tritt Ihr Riechnerv in Aktion. Der Nervus olfactorius. Er ist einer der 12 Hirnnerven und geht direkt ins Gehirn. Im Gegensatz zu den peripheren Nerven, die erst zum Rückenmark gelangen und dann ins Gehirn weitergeschaltet werden.

Dieser Nerv endet im Gehirn im sogenannten „limbischen System“. Dieses limbische System ist entwicklungsgeschichtlich der älteste Gehirnteil des Menschen. Das heißt, das erste Individuum, welches wenigstens einigermaßen nach Mensch ausgesehen hatte, hatte auf jeden Fall schon das limbische System. Alle anderen Gehirnteile, wie Groß- und Kleinhirn sind erst viel später im Laufe der Entwicklung dazugekommen.

Die Wissenschaft hat uns nachgewiesen, daß im limbischen System das Unterbewußtsein sitzt. Und jetzt wird es zum ersten Male richtig spannend: Wir haben über die Aroma-Therapie **die Möglichkeit, direkt im Unterbewußtsein des Patienten zu therapieren**.

Fragen Sie doch mal ihren Arzt: „Welche Möglichkeiten haben sie, um im Unterbewußtsein des Patienten zu therapieren?“ Hier muß die Schulmedizin passen. Haben Sie einen moderneren Arzt, wird er Ihnen vielleicht antworten: „Naja, mit der Heilhypnose vielleicht, aber auch nicht immer“. Sie dagegen sind ab morgen jederzeit in der Lage, bei Ihrer Therapie im Unterbewußtsein des Patienten zu therapieren. Und hier setzt auch schon die erste Schiene der therapeutischen Möglichkeiten an.

Die erste therapeutische Schiene sind die **psychosomatischen Erkrankungen**. Hierunter fallen die „Vegetative Dystonie“, Ängste, Panik, Hysterie, Schlafstörungen, Spannungen und die sogenannten „funktionellen Organbeschwerden“. Bei diesen Beschwerden ist das Organ an sich ohne pathologischen Befund, und trotzdem schmerzt der Bauch bei Ärger und trotzdem kneift der Magen bei Aufregung.

Der zweite therapeutische Ansatz ist **Magen - Darm - Verdauung**. Sie werden im weiteren Verlauf dieses Buches noch viele Öle kennenlernen, die wir aus der Küche kennen. So z.B. Basilikum, Fenchel, Kardamon, Muskatnuß, Rosmarin, Pfeffer, Wacholder usw. Gehen Sie bitte bei allen Gewürzen davon aus, daß diese Substanzen in erster Linie dazu gedient haben, die Speisen überhaupt genießbar zu machen und erst in zweiter Linie dazu da waren, den Geschmack zu verändern. Dem Neandertaler war es doch wirklich völlig egal, wie seine Schweinshaxe geschmeckt hat - wichtig war für ihn, daß er sie überhaupt verdauen konnte. Bei uns zu Hause ißt man Sauerkraut prinzipiell nur mit Kümmel. Das ist keine Frage des Geschmacks: man weiß, daß Sauerkraut gewaltig bläht. Und damit man den nächsten Tag überhaupt überlebt, gibt man gleich ein blähungstreibendes Medikament ins Kraut: nämlich Kümmel.

Ähnlich ist es mit den Preiselbeeren beim Wildgericht. Geschmacklich paßt die süße Preiselbeermarmelade ganz bestimmt nicht zum eher strengen Geschmack des Wildfleisches. Aber man brauchte früher die Preiselbeeren, um das Wild überhaupt essen zu können. Wildfleisch verdirbt sehr schnell und in einer Zeit, in der es noch keinen Kühlschrank gab, war es sehr wichtig, gleich zum Essen das entsprechende Medikament gegen Lebensmittelvergiftung zu geben. Heute wissen wir, daß Preiselbeeren einen hohen Anteil natürlicher Antibiotika enthalten. Dies ist auch der Grund, warum Preiselbeermarmelade ohne Konservierung lange hält und nicht gleich verdirbt. Sie sehen, eine lange Liste von Beispielen, in denen Medikamente gleich in die Nahrung dazugegeben werden.

Wir wollen uns merken: alle Öle, die wir aus der Küche kennen, haben als zweite therapeutische Schiene **Ihre Hauptwirkung bei Magen - Darm - Verdauung** mit all den dazugehörigen Erkrankungen.

Die dritte therapeutische Schiene ist die **Vernichtung von Bakterien und Viren.**

Die Vernichtung von Bakterien ist relativ einfach, hier gibt es auch in der Schulmedizin eine ganze Reihe von zum Teil recht zuverlässigen Präparaten. Bei den Viren dagegen sieht es allerdings ganz anders aus: die klassische Schulmedizin hat so gut wie keine Medikamente gegen Viren ohne starke Risiken und Nebenwirkungen. Da muß die Schulmedizin leider passen. Jetzt wird Ihnen auch klar, warum es den Spruch gibt: „Schnupfen dauert ohne Arzt 14 Tagen - mit Arzt 2 Wochen". Dem Schulmediziner stehen zur Zeit fast keine einsetzbaren Virusmedikamente zur Verfügung.

Sie haben es da deutlich besser:

Prof. Dr. Heinz Schilcher, Freie Universität Berlin, hat in einer Studie festgehalten: wird in einem Raum Eukalyptusöl verdampft, in einer Konsistenz, daß es kräftig nach Eukalyptus riecht, ist man in der Lage, ca. 90% der in der Raumluft befindlichen Viren abzutöten.

Wenn man bedenkt, daß sehr viele Kinderkrankheiten wie z.B. Röteln, Masern, Mumps, Windpocken usw., aber auch fast jeder banale Schnupfen, Viruserkrankungen sind, können Sie sich vorstellen, um wieviel schneller diese Erkrankungen unter Einsatz von Eukalyptusöl abgeheilt sind. Selbst Prof. Dr. med. Heinrich Heß, der Mannschaftsarzt der deutschen Fußballnationalmannschaft hat während der letzten Fußballweltmeisterschaft in USA bei viralen Erkältungen passen müssen. So stand es in einer renommierten Berliner Zeitung zu lesen.

Und Sie stellen ab sofort bei Kinderkrankheiten oder Erkältungen einfach die Aromalampe ins Kinderzimmer, geben die entsprechenden virustötenden Öle dazu, und wundern sich, daß die Kinderkrankheiten bei Ihnen in einem Bruchteil der sonst üblichen Zeit vorüber sind.

Somit haben wir drei therapeutische Ansätze für die Aroma-Therapie:

1. **Psychosomatische Erkrankungen**
2. **Magen - Darm - Verdauung**
3. **Abtötung von Viren und Bakterien**

Wie werden ätherische Öle eingesetzt?

Hier gibt es eine Fülle von Applikationsmöglichkeiten, die ich Ihnen gerne der Reihe nach vorstellen möchte.

Ätherische Öle müssen erwärmt werden, damit sie ihre therapeutische Wirkung voll entfalten können. Diese Erwärmung geschieht am einfachsten in einem Wasserbad:

Sie nehmen eine Glas- oder Porzellanschüssel, füllen diese mit Wasser, geben die entsprechenden ätherischen Öle hinzu und stellen das Ganze auf die Zentralheizung. Die Heizung wird das Wasser erwärmen und somit auch die ätherischen Öle. Dies ist eine Möglichkeit, die bessere Variante ist natürlich die Verwendung von sogenannten Aroma-Lampen. Alle Aroma-Lampen sind immer gleich aufgebaut: der untere Teil nimmt das

Teelicht (Tee-Kerze) als Wärmequelle auf und in den oberen Teil geben Sie bitte das Wasser und die ätherischen Öle hinein. Achten Sie bitte beim Kauf einer Aroma-Lampe darauf, daß die allermeisten im Handel erhältlichen Lampen absolut unbrauchbar sind. Sie sind alle leider nur nach Designergesichtspunkten und nicht auf Funktionalität ausgerichtet. Das heißt, daß im Regelfall der Wasseraufnahmebehälter viel zu klein ist. Bei diesen Lampen verdunstet zuerst das Wasser und die Kerze brennt dann immer noch. Jetzt kommt es zu einer Überhitzung der ätherischen Öle bis zur Verbrennung, was mit einem fürchterlichen Gestank einhergeht.

Deshalb suchen Sie sich bitte eine Aroma-Lampe aus, bei der die Wasserschale mindestens die Größe einer großen Kaffeetasse hat. Nur so ist sichergestellt, daß zuerst die Kerze niedergebrannt ist und trotzdem immer noch Wasser im Wasserbehälter vorhanden ist. So können Sie ein Verbrennen der ätherischen Öle zuverlässig verhindern.

Die nächste Möglichkeit zur Anwendung der Öle ist das Vollbad. Sie werden sicherlich schon häufig von Ihren Patienten gehört haben: „Wenn ich so richtig nervös und gestreßt von der Arbeit nach Hause komme, nehme ich ganz gerne ein heißes Vollbad, das entspannt so schön.“

Dies sollen die Patienten weiter machen, nur sollen sie ins Bad kein Creme-Schaumbad geben, sondern die entsprechenden entspannungsfördernden ätherischen Öle, wie z.B. Rose, Lavendel, Jasmin, Bergamotte usw., dazugeben. So können wir die entspannende Wirkung eines Vollbades mit Hilfe der Aroma-Therapie noch deutlich steigern und verbessern.

Eine andere Möglichkeit für ein Aroma-Bad ist die Grippeprophylaxe. Wenn der Patient im Herbst völlig durchnäßt und durchgefroren nach Hause kommt, weil er lange auf die Straßenbahn warten mußte und die ersten Anzeichen einer Erkältung bereits vorhanden sind, wie z.B. Kratzen im Hals, Brennen in der Nase usw., ist es höchste Zeit für ein Grippebad. Hierzu lassen Sie bitte heißes Wasser in die Badewanne und geben alle virustötenden und bakterienbekämpfenden Öle auf das Badewasser. So haben Sie ein Grippebad, welches Sie wirklich und zuverlässig vor den Folgen so einer massiven Unterkühlung schützt.

Wenn der Patient im Vollbad liegt und die ätherischen Öle oben auf dem Wasser schwimmen, kommt dann die Haut in Berührung mit den ätherischen Ölen? Leider nicht. Wir haben aber eine ganze Reihe von Erkrankungen, bei denen es sehr sinnvoll wäre, wenn die ätherischen Öle auf die Haut gelangen würden. So z.B. bei Psoriasis, Neurodermitis, unreine Haut, trockene Haut, Akne, die sich bis zur Taille erstreckt. Hier müssen wir einen Trick anwenden, damit sich die Öle während des Bades auf die Haut niederschlagen können. Dieser Trick heißt Emulgator. Dieser Emulgator muß auf jeden Fall ein natürliches Produkt sein. Wir empfehlen deshalb die Verwendung von süßer Sahne (flüssiger Schlagsahne) oder Kondensmilch. Bei der Kondensmilch ist aber unbedingt darauf zu achten, daß sie mindestens einen Fettgehalt von 12% aufweist.

Man gibt die ätherischen Öle in eine große Kaffeetasse, gießt mit Kondensmilch oder Schlagsahne auf und verrührt die beiden Substanzen. Diese Mischung können Sie dann ganz einfach ins Badewasser geben und auch hier im gesamten Wasser verteilen. Während des Bades haben so die Öle die Möglichkeit, sich auf der Haut des Patienten niederzuschlagen und so ihre heilende Wirkung zu erzielen.

Wenn wir Vollbäder haben, gibt es auch Teilbäder. Diese teilen wir ein in Gesichtsdampfbad und Sitzbad. Das Gesichtsdampfbad kennen wir schon von unserer Großmutter her:

Schüssel mit heißem Wasser, Kamillentee hinein, Kopf drüber, Handtuch drüber. Genau so machen wir es heute noch mit unserem Gesichtsdampfbad, nur daß wir statt dem Kamillentee heute natürlich die entsprechenden ätherischen Öle einsetzen werden. Für das Gesichtsdampfbad benötigen wir keinen Emulgator, weil sich die Öle auf die Haut niederschlagen sollen bzw. vom Patienten inhaliert werden sollen. Indikationen für das Gesichtsdampfbad: Husten, Schnupfen, Heiserkeit, Akne, unreine Haut im Gesichtsbereich.

Das Sitzbad setzen wir ein, bei allen Erkrankungen des Urogenitaltraktes. Also: Analfissuren, Hämorrhoiden, Scheidenjucken, Scheidenpilz, nach der Entbindung. Kurz, alles, was sich in diesem Abschnitt des Körpers ereignen kann. Bei dieser Form des Teilbades müssen wir wieder auf einen Emulgator zurückgreifen, denn die ätherischen Öle sollen ja direkt „vor Ort“ wirken.

Eine weitere Anwendungsmöglichkeit besteht in der oralen Einnahme, der Einnahme über den Mund. Diese Möglichkeit besteht grundsätzlich, allerdings möchten wir Ihnen von dieser Möglichkeit abraten. Und zwar aus folgendem Grund: ätherische Öle sind höchstkonzentriert. Daraus ergibt sich als Dosierung bei der Einnahme pro Anwendung: 2 maximal 3 Tropfen.

Wir alle kennen unsere Patienten. Wenn Sie denen empfehlen: „zwei bis drei Tropfen einzunehmen", schwören die hinterher jeden Eid, daß Sie, genau so wie der Arzt, gesagt haben: 20 bis 30 Tropfen. Und weil der Patient so krank war, hat er vorsichtshalber gleich 40 Tropfen genommen. Wenn ein Patient beispielsweise ein einziges Mal vierzig Tropfen Pfefferminzöl einnimmt, findet er sich auf der Intensivstation wieder. Durch so hohe Gaben dieses Öles löst man mit Sicherheit eine sehr starke Gallenkolik aus. Also, wir raten: die orale Einnahme empfehlen Sie Ihren Patienten sicherheitshalber nicht. Wenn Sie selbst ein Kratzen im Hals verspüren werden Sie selbstverständlich zum entsprechenden Öl greifen und durch eine orale Einnahme hier zuverlässig gegen die beginnende Erkältung ankämpfen.

Die nächste Anwendungsmöglichkeit wird Sie sicherlich am meisten interessieren:

Sie können die ätherischen Öle in Ihr Massageöl (Massagecreme, Massagelotion) geben. Und dann haben Sie aus Ihrem „leeren" Massageöl, das bisher nur dazu diente, den Patienten überhaupt therapierfähig zu machen, ein Medikament gemacht, daß so hochwirksam ist, daß es die französischen Ärzte verschreibungspflichtig gemacht haben.

Angefangen hat das Ganze Anfang der 50er Jahre. Da stand in jeder Massagepraxis in irgendeiner Ecke ein 20 Litereimer mit Massageöl und ohne Ansehen der Person hat jeder dieses Öl bekommen. Es mußte eben billig sein. In den 70er Jahren haben dann schon die besseren Massagepraxen überlegt, wie sie ihre Effizienz in der Therapie steigern können. Wenn Sie z.B. einen Patienten wegen Muskelverspannungen und Myogelosen behandeln wollten und dieser völlig abgehetzt, „durchgedreht" und womöglich noch 10 Minuten zu spät zur Behandlung kam, hatte man ersteinmal fast eine Viertel Stunde zu tun, um den Muskeltonus in einen physiologischen Bereich zu bekommen und die akute Spannung des Patienten zu beseitigen. Ganz anders bei den klassischen Hypotonikern, die bis 11 Uhr noch keinen Blutdruck haben. Die kommen dann zur Krankengymnastik und wissen eigentlich gar nicht warum. Wenn man bei diesen Patienten ein wenig Rosmarin in das Massageöl gibt, dann weiß der Patient schon um 10 Uhr wie er heißt und weiß, warum er überhaupt bei Ihnen ist. So hat man in den 70er Jahren in den guten Massagepraxen gearbeitet.

Ab sofort sind auch Sie in der Lage, für jeden Patienten das entsprechende Öl zu verwenden. Sie haben dann ein Öl für die Frau mit den klimakterischen Beschwerden, ein Öl für den Manager mit Schlafstörungen, ein Öl für das Kind mit ständig rezidivierenden Erkältungen usw.

Und dann wird in Ihrer Praxis folgendes passieren: Die Patientin mit klimakterischen Beschwerden die erzählt dann bei ihrem nächsten Kaffeekränzchen: „Also, hört mal, das muß ich Euch mal erzählen. Ich habe doch da den neuen Physiotherapeuten. Ich gehe da wegen meiner steifen Schulter hin. Die haben mich gefragt, wie ich dann so durch mein Klimakterium komme. Na, denen habe ich was erzählt. Die Depressionen, die Hitzewallungen usw. Naja, ihr kennt das ja alles. Und dann haben die mich gefragt, ob ich nicht ein paar zusätzliche Öle in mein Massageöl möchte. Die sollen angeblich gegen diese Beschwerden helfen. Na, von mir aus, habe ich denen gesagt. Und was soll ich euch sagen? Nach ganz wenigen Massagen mit diesem Öl, das übrigens ganz hervorragend duftet, sind doch tatsächlich meine Beschwerden besser geworden. Ich muß nicht mehr so oft heulen. Wenn ihr mal was habt, da müßt ihr unbedingt mal hingehen. Die geben sich richtig Mühe. Ich habe da mein eigenes Fläschchen mit meinem Öl drin und jedes Mal, wenn ich komme, sage ich: die Huberin ist wieder da. Ich habe bei euch mein eigenes Öl stehen.“

Und der gestreßte Manager, dem Sie nach seinem Schlaf fragen, wird Ihnen vielleicht folgendes erzählen: „Sie machen mir Spaß. Ich muß am nächsten Ersten 500 Mitarbeiter ausstellen. Was meinen Sie, was das für ein Streß ist. An Schlaf ist da überhaupt nicht zu denken“.

Auch diesem Patienten können Sie anbieten, Massage mit

den entsprechenden ätherischen Ölen. Und dann passiert folgendes: Beim nächsten Stammtisch erzählt der seinen Stammtischbrüdern: „Also Leute, muß ich euch unbedingt erzählen. Ich habe doch da so einen neuen Physiotherapeuten. Die haben mich gefragt, wie das so mit meinem Schlaf ist und so. Na, denen habe ich was erzählt, von meinem Streß und so. Dann haben die mich gefragt, ob sie in mein Massageöl ätherische Öle dazugeben dürfen. Und was soll ich euch sagen? Schon nach der ersten Massage konnte ich deutlich besser schlafen. Diesen Physiotherapeuten kann ich euch wirklich nur empfehlen. Wenn ihr mal was habt, geht unbedingt da hin. Die geben sich auch wirklich Mühe mit ihren Patienten. Ich habe da meine eigene Flasche mit Massageöl stehen, da steht mein Name drauf und immer, wenn ich komme, dann sage ich, der Dr. Schmid ist wieder da und ich habe mein eigenes Öl bei Ihnen stehen. Ich muß sagen: einfach toll."

Die Dosierungen in der Aroma-Therapie:

Wenn Sie ätherische Öle verwenden, dann verwenden Sie bitte nie ein Öl alleine. Die Verwendung eines einzigen Öles alleine, kommt fast einem ärztlichen Kunstfehler gleich. Verwenden Sie bitte mindestens 3 verschiedene Öle, 5 Öle wären optimal und Obergrenze sind 7 Öle. Die nachstehend aufgeführten Mengenangaben beziehen sich immer gleich auf die **Mischung.** Das heißt, bei 15 Tropfen, wie z.B. bei der Aroma-Lampe, sind 5 Öle à 3 Tropfen oder 3 Öle à 5 Tropfen wieder insgesamt 15 Tropfen.

1. Aroma-Lampe für einen Raum mit ca. 20 qm

   ca. 15 Tropfen

2. Vollbad ohne Emulgator

   ca. 10 Tropfen

3. Vollbad mit Emulgator

   ca. 30 Tropfen

4. Gesichtsdampfbad ohne Emulgator

   ca. 4 Tropfen

5. Sitzbad mit Emulgator

   ca. 30 Tropfen

6. Orale Einnahme

   maximal **3 Tropfen**

7. Ins Massageöl: **8%**

8% heißt: 92 ml Massageöl als Basisöl*
\+ 8 ml ätherisches Öl

oder 46 ml Massageöl als Basisöl*
\+ 4 ml ätherisches Öl

Geben Sie ätherische Öle - bis auf ganz wenige Ausnahmen, die wir Ihnen noch im folgendem speziell erläutern - nicht pur auf die Haut.

Verdünnen Sie die ätherischen Öle immer mit einem Basisöl.

Bitte achten Sie unbedingt darauf, daß Sie ausschließlich 100% natürliche, naturreine ätherische Öle verwenden.

Achtung: Bezeichnungen, wie z.B.

„Unter Verwendung von 100% natürlichen Ölen"

oder

„mit 100% natürlichen Ölen"

weisen immer darauf hin, daß es sich hierbei nicht um ausschließlich 100% natürliche und naturreine Öle handelt.

Denn nur **natürliche** ätherische Öle haben einen therapeutischen Effekt. Synthetische Öle verändern zwar den Geruch des Raumes, haben aber keine therapeutische Wirkung. Wenn dem nämlich so wäre, hätte die Pharmandustrie ja schon längst ein synthetisches Anti-Virusmittel auf den Markt gebracht. Aber, wie wir schon gehört haben, steht dies dem Schulmediziner fast nicht zur Verfügung.

---

* Die Firma „Therapie-Öle Rebecca Wolff" hat spezielle Massageöl-Fläschen im Angebot, abgefüllt mit exakt 46 bzw. 92 ml allerfeinstem Jojoba-Massageöl (1. Kaltpressung). Sie brauchen nur noch die entsprechende Menge ätherische Öle hinzugeben und schon haben Sie Ihr perfektes Massage-Therapie-Öl.

Ganz interessant und von ganz besonderer Wichtigkeit ist es zu wissen, daß auch **synthetische** ätherische Öle die Bezeichnung „ätherisches Öl“ tragen dürfen. Daß heißt für Sie, daß kompromißlos darauf achten müssen, daß Sie auf dem Etikett die Bezeichnung steht:

„100% *natürliches* ätherisches Öl“

Was wird aus dem Therapeuten, der im regelmäßigen Wechsel alle Therapie-Öle riechen muß?

Normalerweise kommen jetzt von Ihrer Seite jede Menge Einwände: Wie sollen wir das machen: zuerst kommt ein Hypotoniker, dem treiben wir mit Rosmarin den Kreislauf nach oben. Anschließend kommt ein Hypertoniker, dem ziehen wir mit Muskatellersalbei den Kreislauf nach unten. Wunderbar. Und was passiert mit uns? Wir haben doch unsere Nasen auch immer direkt über dem Öl. Zuerst zieht es uns den Kreislauf nach oben, dann wieder nach unten, und zum Schluß gibt's noch was gegen klimakterische Beschwerden, obwohl wir als Männer nie darunter leiden usw.

Hier können wir Sie absolut beruhigen. Dies alles wird bei Ihnen nicht eintreten. Das schlimmste, was Ihnen passieren kann, ist, daß es Sie vor Gesundheit zerreißt. Aber dies ist doch auch eine schöne Erfahrung.

Warum ist das so?

Alle ätherischen Öle sind Adaptogene. Das heißt: nur die Öle, die der Patient auch wirklich benötigt, werden von ihm auch aufgenommen. Alle anderen Öle verpuffen ohne Wirkung zu hinterlassen. Diese Eigenschaft der Adaptogenität wurde erstmals beim Ginseng wissenschaftlich nachgewiesen. Verabreichen Sie einer gesunden Person Ginseng, wird dieses Ginseng keinerlei Wirkung zeigen, keinerlei Veränderung des Blutbildes usw. Ist die Person dagegen aber im pathologischen Bereich, sprich erkrankt, setzt sofort die heilende Wirkung des Ginseng ein.

Das heißt, das Schlimmste, was Ihrem Patienten passieren kann, wenn Sie ihm ein falsches ätherisches Öl empfehlen: es hilft nicht. Dies ist schon peinlich genug, wenn der Patient reklamiert, daß die Öle nicht geholfen haben. Zumindest aber haben sie keinen Schaden anrichten können. Und das beruhigt doch ungemein.

Ätherische Öle und die Allergien

Bei der Verwendung von ätherischen Ölen treten vermehrt - zum Teil sehr schwere - Allergien auf. Die allermeisten allergischen Probleme lassen sich auf zwei Hauptgründe zurückführen:

1. Es gibt Öle, die haben eine eigene, sehr hohe allergische Potenz in sich. Das heißt, auf diese Öle reagieren so gut wie alle Patienten allergisch. Diese Öle sind z.B. fast alle Zitrusöle, Thymian, Zimt usw.

Wenn Sie ausschließlich die Öle verwenden, die ich Ihnen in diesem Buch vorstelle, haben Sie die absolute Gewißheit, kein Öl mit einer eigenen hohen allergischen Potenz zu verwenden.

2. Die Verwendung von Ölen etwas unterhalb der absoluten Spitzenqualität. Bei diesen Ölen besteht einfach immer die Gefahr, daß sich noch Lösungsmittelrückstände im Öl befinden.

Und dann reagiert der Patient nicht auf das Öl, sondern auf die Lösungsmittelrückstände allergisch. Für Sie macht das keinen Unterschied. Doch müssen wir einfach sagen: diese Allergie wäre zu vermeiden gewesen. Wir haben in unserer Praxis immer wieder folgendes Erlebnis verzeichnen können:

Wir verordnen einem Patienten Bergamotte-Öl. Worauf dieser sofort erklärt, das er Bergamotte-Öl wegen einer Allergie nicht verträgt. Versuchen wir dann die Therapie doch - dieses Mal allerdings mit unserem absoluten Spitzen-Öl - ist der Patient plötzlich auf Bergamotte eben nicht mehr allergisch. Er war dies noch nie, sondern nur auf die Lösungsmittelrückstände, die in Ölen mit etwas minderer Qualität enthalten sind.

Wenn Sie ausschließlich Öle der Firmen „Primavera“ oder „Therapie-Öle Rebecca Wolff“ verwenden, haben Sie die Gewähr, absolute Spitzenqualität zu erhalten. Wir arbeiten seit nunmehr weit über 20 Jahren sehr intensiv mit ätherischen Ölen und wissen darum ganz genau, welche Firmen wir mit ruhigem Gewissen empfehlen können. In dieser ganzen Zeit haben wir noch nie einen allergischen Zwischenfall gehabt. Vielleicht haben wir auch nur Glück gehabt, und haben morgen gleich 2 allergische Fälle - dies kann man bei Allergien nie ausschließen - aber eines ist sicher: die Wahrscheinlichkeit für eine allergische Reaktion ist auf ein Minimum reduziert.

Somit haben Sie zwei gewichtige Voraussetzungen, um bei der Therapie mit ätherischen Ölen eine absolut sichere Therapie zu haben:

1. Die in diesem Buch vorgestellten Öle (Basilikum, Bergamotte usw.) haben keine eigene allergische Potenz und
2. ätherische Öle sind adaptogen und wirken nur, wenn sie auch wirklich sollen.

Die ätherischen Öle

Jetzt möchten ich Ihnen die einzelnen Öle vorstellen. Mein Anliegen ist es, Ihnen die Idee, die hinter diesen Ölen steckt, zu vermitteln. So können Sie sich sehr leicht die entsprechenden Indikationen selbst ableiten.

Basilikum

Woher kennen wir Basilikum? Aus der Küche. Daher hilft Basilikum bei allen Erkrankungen, deren Ursachen bei Magen - Darm - Verdauung liegt. Darum ist es logisch, daß bei den Indikationen stehen muß: Brechreiz, Erbrechen, Schluckauf, Verdauungsstörungen.

Warum steht aber auch noch „Depressionen“ da? Der klassische Leberpatient ist sehr häufig depressiv verstimmt. Wir gehen diese „Leber“-Depression mit einem Öl an, daß einen besonders deutlichen Bezug zu Magen-Darm-Verdauung hat.

Der Anwendungsbereich von Basilikum

Angst

Atembeschwerden

Brechreiz

Depressionen

Erbrechen

Erkältungen

Geistige Erschöpfung

Hysterie

Migräne

Nebenhöhlen-Erkrankungen

Nervöse Spannungen

Schlaflosigkeit

Schluckauf

Verdauungsstörungen

Bergamotte

Bergamotte ist eine botanische Mischung zwischen Zitrone und Orange. Wächst im Süden, braucht viel Wärme und viel Sonne. Daher können wir sagen: Bergamotte heilt alle Erkrankungen, bei denen Sonne bessert. Dies sind u.a.: Akne, Angst, Depressionen, Schuppenflechte usw. Man könnte auch sagen: Bergamotte ist der eingefangene Sonnenschein.

Der Anwendungsbereich von Bergamotte

Akne

Angst

Atemwegserkrankungen

Ausfluß

Blasenkatarrh

Bronchitis

Depressionen

Koliken

Scheidenjucken

Schuppenflechte

Eisenkraut (als Öl: Verbena)

Diese kleine, unscheinbare, blau blühende Blüte heißt deswegen Eisenkraut, weil es Ihnen eine eiserne Rüstung für den Alltag gibt. Stärkt den Willen und baut psychisch auf.

Wir setzen es sehr gerne bei Abmagerungsdiäten ein. Bei Eisenkraut fällt es einem einfach leichter, beim 7. Sahnetörtchen zu sagen: „Nein danke, ich hatte bereits 6 Stück."

Auch ist Eisenkraut bestens geeignet bei Schulkindern, die ihre Hausaufgaben machen sollen. Sie bleiben dann länger bei den Hausaufgaben sitzen und geben nicht gleich nach ein paar Minuten auf.

Auch trockenen Alkoholikern stärkt Eisenkraut den Willen, um trocken zu bleiben. Bei der Raucherentwöhnung ist Verbena ebenfalls sehr hilfreich.

Der Anwendungsbereich von Eisenkraut

Desinteresse

Herzsensationen nervöser Art

Lustlosigkeit

Müdigkeit

Schwindel

Tagträumerei

Verdauungsstörungen

Gibt eine „eiserne" Rüstung für den Alltag;

stärkt den Willen und baut psychisch auf

Elemi

Elemi ist ein tropisches Harz und hat zwei Hauptindikationen: Es ist das beste Öl, wenn es um die Lösung von Schleim geht. Also: Husten, Schnupfen, Heiserkeit. Sprich: Bronchitis, Sinusitis, Laryngitis.

Der zweite Aspekt ist die psychische Komponente. Es greift in die Psyche ein im Sinne von Ausgleichung und Harmonisierung.

Der Anwendungsbereich von Elemi

innere Sammlung

Meditation

psychisch ausgleichend und stärkend

schleimlösend

antiseptisch

Eukalyptus

Eukalyptus ist das bereits zitierte Öl zur Vernichtung von Viren. Daher ist es das Öl der ersten Wahl, wenn es um Viren geht: fast jeder banale Schnupfen ist eine Viruserkrankung. Und bekanntlich verfügt die klassische Schulmedizin kaum über Medikamente, die wirklich zuverlässig bei Viruserkrankungen helfen. Daher gibt es den Spruch: Schnupfen ohne Arzt dauert 14 Tagen, mit Arzt dauert er 2 Wochen. Zu den Viruserkrankungen gehören aber auch: Herpes simplex, Herpes zoster, Influenza und die meisten Kinderkrankheiten: Röteln, Masern, Mumps, Windpocken usw. Mit Eukalyptus können Sie diese Erkrankungen deutlich verkürzen und wesentlich angenehmer für die Kinder gestalten.

Als zweiten Aspekt hat Eukalyptus die Erhöhung des Östrogenspiegels, sofern sich der Spiegel im unteren Bereich befindet, wie z.B. im Klimakterium. Mit den anderen verschiedenen ätherischen Öle, die alle den Östrogenspiegel anheben, haben Sie eine starke Waffe gegen die Probleme des Klimakteriums, wie Hitzewallungen, Schweißausbrüche, depressive Verstimmungen.

Der Anwendungsbereich von Eukalyptus

Herpes simplex

Herpes zoster

Influenza

Asthma

Ausfluß

Blasenentzündung

Bronchitis

Durchfall (schleimig)

Erkältung

Halsentzündung

Konzentrationsschwäche

Nebenhöhlen-Erkrankungen

Schnupfen

Verdauungsstörungen

Gegen alle Viren;

Erhöht den Östrogenspiegel

Fenchel

Das Fenchel blähungstreibend ist, dürfte hinreichend bekannt sein. Darüber hinaus hebt auch Fenchel den Östrogenspiegel. Einzusetzen im Klimakterium, aber auch bei der sogenannten „Sekundären Amenorrhoe“. Dies betrifft hauptsächlich die jungen Mädchen: die Organe sind bereits ausgebildet, doch die Hormone haben sich noch nicht richtig eingespiegelt.

Ferner erhöht Fenchel den Grundumsatz. Der Grundumsatz wird in kcal ausgedrückt und gibt an, wieviel kcal Sie bereits beim Sitzen, Liegen, Schlafen usw. verbrauchen. Ist der Grundumsatz hoch gestellt, verbrauchen Sie schon im Sitzen mehr Kalorien. Ist der Grundumsatz dagegen erniedrigt, kommen Sie mit weniger kcal aus. Ob Sie zu- oder abnehmen ist eine reine rechnerische Bilanz, die da lautet: zugeführte, verwertbare Kalorien abzüglich der verbrauchten Kalorien gibt entweder ein Plus oder ein Minus. Das heißt, eine Zu- oder eine Abnahme des Körpergewichts. Wenn durch Fenchel der Grundumsatz erhöht wird, und der Patient weiter die gleiche Menge kcal zuführt, muß er auf Sicht gesehen, abnehmen.

Eine weitere therapeutische Möglichkeit für Fenchel besteht in der Unterstützung der Leberentgiftung. Und dies ist durch unsere ständige Aufnahme von Giften jeder Art, insbesondere durch Umweltgifte und Konservierungsstoffe, Farbstoffe usw. in unserer Nahrung immer wichtiger geworden. Pflegen Sie Ihre Leber, wo Sie nur können. Unsere Leber ist unser wichtigstes Entgiftungsorgan und bedarf einer besonders intensiven Pflege.

Auch beim Stillen ist Fenchel sehr gut einzusetzen. Nicht nur, daß die Milchmenge gesteigert wird, sondern auch die Milchqualität wird dadurch wesentlich gesteigert. Dies zahlt sich dann aus, wenn die Kinder schon etwas älter geworden sind und zwischen den einzelnen Mahlzeiten nicht mehr so lange Pausen einhalten können. Mit Hilfe von Fenchel können die einzelnen Pausen zwischen dem Stillen deutlich verlängert werden.

Der Anwendungsbereich von Fenchel

Ausbleibende Regel

Blähungen

Brechreiz

Grundumsatzerhöhung

„Alkoholkater“

Migräne

Milchmangel beim Stillen

Klimakterium

Verdauungsstörungen

Schluckauf

Geranie

Geranie ist ein wunderbares antidepressives Mittel. Es hilft bei depressiven Verstimmungen, aber auch wieder bei klimakterischen Störungen, bedingt durch einen erniedrigten Östrogenspiegel.

Ferner vertreibt es zuverlässig Motten, Mücken und Insekten. Darum empfehlen wir immer, beim Fensterputzen ein paar Tropfen Geranienöl auf die Fensterrahmen zu geben. So haben Sie deutlich weniger Ungeziefer im Hause, ohne auf die „chemische Keule“ zurückgreifen zu müssen.

Geranie hilft bei Schmerzen, die durch Nervosität bedingt sind. Das sind die sogenannten funktionellen Organerkrankungen. Das Organ an sich ist zwar gesund, doch immer, wenn man sich aufregt, schmerzt der Magen oder immer, wenn man sich ärgert, schmerzt der Kopf. Bei diesen Beschwerden ist Geranie oft sehr hilfreich.

Der Anwendungsbereich von Geranie

Angst

Brustspannungen nervöser Art

Depressionen

Moskitos, Insekten usw.

Nervöse Spannungen

Sterilität

Wechseljahrbeschwerden

Hilft bei Schmerzen, die durch Nervosität bedingt sind.

Jasmin

Jasmin ist ein Öl, daß wir besonders gerne bei den zarten, blonden, blassen, blauäugigen jungen Mädchen einsetzen. In der Homöopathie würde man vom klassischen “Pulsatilla-Mädchen“ sprechen. In Bayern sagt man zu diesen zarten Geschöpfen „Nerverl“ oder „Psycherl“. Es sind die Feinen, Zarten, die nicht viel vertragen: keine schrille Musik, keine helle Beleuchtung, keine schweren Mahlzeiten, keinen Trubel usw.

Diesen zarten Geschöpfen können Sie mit Jasmin sehr gut helfen beim nervösen Frösteln, nervösen Hüsteln, nervösen Spannungen usw.

Aber auch bei so handfesten Störungen wie Impotenz und Frigidität läßt sich Jasmin mit Erfolg einsetzen.

Der Anwendungsbereich von Jasmin

Angst

Antriebsschwäche

Depressionen

Frigidität

Frösteln (nervöses)

Heiserkeit

Husten (nervöser)

Impotenz

Milchmangel beim Stillen

Schmerzhafte Regel (besonders bei Rückenschmerzen)

Spannungen (nervöse)

Uteruserkrankungen allgemeiner Art

*KaManuka**

Der Name klingt sehr exotisch und ganz schön fremd: so sind auch die beiden Öle, aus die unsere Ölspezialität besteht: 50% Kanuka und 50% Manuka. Beide Öle sind in Großbritannien und Neuseeland als Arzneimittel anerkannt.

Wenn Sie das - wahrscheinlich schon bekannte Öl „Tea-Tree“ zum Vergleich nehmen, können Sie sagen: Tea-Tree mal 20 = die Therapiestärke von KaManuka.

Alle wissenschaftlichen Untersuchungen haben ganz deutlich gezeigt, daß gerade die Mischung beider Öle besonders gute Therapieerfolge bringt.

Manuka ist in England und Neuseeland offiziell als Arzneimittel anerkannt. Genauso wie Tea-Tree in Deutschland.

Der Anwendungsbereich von KaManuka

Breitband-Antibiotikum

Breitband-Antimykotikum
(besonders Candida albicans)

Antihistaminikum

Immunstimmulanz

Kortison-ähnliche Wirkung durch Anregung der Nebennierenrinden - Tätigkeit

---

*KaManuka ist eine Spezialkomposition der Gesellschaft für komplementäre Medizin, bestehend aus 50% Kanuka und 50% Manu-

*Der Anwendungsbereich von KaMan***uka**

(Fortsetzung!)

Entzündungen

Schmerzstillung

Rheumatischer Formenkreis

Bronchitis und Husten, besonders in Verbindung mit Schleimproblemen

Erkältungen

Influenza (Grippe)

Hautprobleme aller Art:

Akne

Dekubitus

Ekzeme

Hautberuhigung bei irritierter Haut

Hautpilz

Juckreiz

nervöse Hautallergien

Psoriasis

Regeneration der Haut

Sonnenbrand

Streß

Stabilisierung des Vegetativums

Depressionen

juckende, schuppende Kopfhaut:
KaManuka + Lavendel + Tea-Tree + Rosmarin

Kamille spezial 10/90

Es ist eine Spezial - Komposition aus **Kamille wild** und **Kamille römisch**. Es hat sich in der praktischen Anwendung gezeigt, daß es erheblich einfacher und kostengünstiger ist, wenn man diese beiden Öle gleich in einer Mischung im richtigen Mischungsverhältnis anbieten kann. Beide Öle gehören in der Therapie einfach unbedingt zusammen.

Kamille wild

Die Kamille wild hat die gleichen Indikationen wie der Kamillentee. Darum möchte ich auf die Kamille nicht weiter eingehen.

Allerdings möchte ich noch etwas zum Kamillen- und Pfefferminztee sagen: Pfefferminztee und Kamillentee sind beides Medikamente. Und niemand käme auf die Idee, seinen Kindern regelmäßig zum Frühstück oder Abendessen gedankenlos ein Medikament zu verabreichen. Beim Kamillen- und Pfefferminztee wird dies allerdings immer wieder gemacht. Noch dazu sind diese beiden Öle ausgesprochen scharfe und heiße Öle. Wenn das Kind gewohnheitsmäßig einen dieser Tees trinkt, ist es nur noch eine Frage der Zeit und der Konstitution des Kindes, bis sich die ersten Magenbeschwerden einstellen werden. Steigen Sie lieber um auf Früchtetee, Vierfruchttee, Malventee, Apfelblütentee usw.

Der Anwendungsbereich von Kamille wild

Blähungen

Depressionen

Hysterie

Kopfschmerzen

Krämpfe

Regelstörungen (zu schwach, zu stark, zu spät)

Reizbarkeit

Scheidenjucken

Schlaflosigkeit

Zahnen der Kinder

Kamille römisch

Die Kamille römisch ist eine Unterart der Kamille wild. Sie hat im Prinzip die gleichen Indikationen, nur mit dem deutlichen Schwerpunkt in der Kinderstube.

Kamille römisch nimmt dem Schmerz die Spitze und macht das Fieber erträglich. Genau das, was wir beim Zahnen der Kinder benötigen. Der Begriff „nimmt dem Schmerz die Spitze“ will heißen, daß der Patient vom Schmerz nicht übermannt wird. Der Schmerz macht nicht mehr handlungsunfähig.

Diese Möglichkeit nutzen sehr gerne die Hebammen im Kreißsaal. Damit die Wehenschmerzen nicht über die Schwangere hereinbrechen, sondern damit sie mit diesem Schmerz gezielt umgehen kann und ihn durchleben kann, geben die Hebammen sehr gerne in dieser Phase Kamille römisch.

Der Anwendungsbereich von Kamille römisch

gleiche Indikationen wie Kamille wild
und **zusätzlich** noch:

deutlicher Schwerpunkt in der Kinderstube:

macht das Fieber erträglich

beruhigend und tröstend bei Krankheit

schmerzstillend beim Zahnen der Kinder

generell bei allen Kinderkrankheiten

nimmt dem Schmerz die Spitze

Kampfer

Kampfer ist das einzige Öl, das ich Ihnen vorstelle, mit einer ***Kontraindikation***:

nie, nie, nie bei Schwangeren
und Epileptikern anwenden.

Sie können u.U. mit Kampfer eine Schwangerschaft vorzeitig beenden und bei Epileptikern einen Anfall auslösen.

Kampfer ist ein zentralerregendes Strychnin-Derivat und steht auf der Dopingliste. Wichtig für Therapeuten, die Sportler in ihrer Praxis haben.

Ich stell Ihnen Kampfer als reines Notfallmedikament vor. Sollte sich mal bei einem Ihrer Patienten kurzfristig der Kreislauf verabschieden (z.B. er hat die Fangopackung nicht vertragen, er ist Ihnen durch die Therapie vegetativ entgleist), dann kommt Kampfer zum Einsatz. Ist der Patient noch bei Bewußtsein, so geben Sie ihm 5 Tropfen Kampfer auf ein Stück Zucker oder Stück Brot. Ist er nicht mehr bei Bewußtsein, so tragen Sie Kampferöl auf die Lippen und/oder unter die Nase auf. So können Sie die Zeit überbrücken, bis Hilfe kommt.

Wir sehen Kampfer als **Notfallmedikament** an, das eigentlich in keiner Praxis fehlen sollte.

Der Anwendungsbereich von Kampfer

Akne

Blähungen

Bronchitis

Depressionen

Durchfall

Erbrechen

Erkältungen

Hysterie

Kreislaufschwäche

Nervenbeschwerden

Niederer Blutdruck

Schlaflosigkeit

Schwäche allgemein

ACHTUNG!

Nie bei Schwangeren und Epileptikern anwenden!

Kardamom

Die Indikationen von Kardamom bringen uns nichts Neues. Was aber neu ist: Kardamom ist das beste Mittel gegen Schwangerschaftserbrechen. Und diese Therapie ist besonders wichtig. Bedenkt man, daß gerade in den ersten 3 Schwangerschaftsmonaten, also in der Zeit, in der diese Beschwerden am häufigsten auf treten, das Kind entwicklungsmäßig angelegt wird, wird es verständlich, daß es in dieser Zeit auf gar keinen Fall zu einem Mangel kommen darf. In den ersten drei Schwangerschaftsmonaten werden die Knochen, die Muskeln, die Zähne, das Bindegewebe usw. angelegt. Alles wichtige Dinge für das spätere Leben. Und hier muß die Zufuhr mit allen Aufbaumittel gewährleistet sein und darf nicht durch überstarkes Erbrechen der Mutter in Frage gestellt werden.

Hat die Schwangere am Abend Kardamom auf der Lampe, ist ihr am nächsten Morgen mit Sicherheit nicht übel. Und sollte - wider Erwarten - es im Laufe des Tages noch zu einer Übelkeit kommen, so gibt man hier ein paar Tropfen Kardamom auf ein Stück Zucker oder Brot. Und im Handumdrehen ist auch diese Übelkeit wieder vorbei.

Der Anwendungsbereich von Kardamon

Appetitlosigkeit

Blähungen

Brechreiz

Geistige Erschöpfung

Husten

Koliken

Psychisch aufhellend

Sodbrennen

Verdauungsstörungen

Bestes Mittel gegen Schwangerschaftserbrechen

Lavendel

Lavendel hat sehr viele Indikationen, deshalb möchte ich mich, auf die für uns interessanteste Indikation beschränken, die der „Hauterkrankungen aller Art". Sollte Ihr Patient auch nur mit einem Nebensatz erwähnen: „Ich habe auch etwas mit der Haut", wissen Sie sofort: hier muß ich Lavendel einsetzen. Auch bei Ungezieferbefall wie Wanzen, Läuse, Krätzc, Flöhe usw. ist Lavendel sehr hilfreich.

Es soll Zeitgenossen geben, die müssen ihre Haustiere quälen. Die kaufen ihrer Katze oder ihrem Hund ein Flohhalsband. Bedenken Sie bitte, daß ein Hund etwa 300 mal so gut riechen kann wie ein Mensch. Und diesem armen Hund gibt man dann eine chemische Keule um den Hals, die fürchterlich stinkt - und eigentlich auch gar nichts hilft. Kein Wunder, daß die Katzen und die Hunde ständig bemüht sind, dieses ekelhaft stinkende Ding wieder abzustreifen. Ganz anders ist es mit Lavendel. Tauchen Sie einen Bindfaden in Lavendel und machen Sie Ihrem Haustier damit ein Halsband. Erstens mögen unsere Haustiere Lavendel ganz besonders gerne riechen und zweitens kommt der Hund oder die Katze wirklich wieder ungezieferfrei vom Waldspaziergang nach Hause.

Lavendel hat eine hydrophile, hautverjüngende Wirkung. Das heißt im Einzelnen: Mit Lavendel können Sie Feuchtigkeit in die Haut schleusen. Und eine feuchte Haut ist im Zweifel immer faltenfreier als ein „vertrockneter Lederapfel".

Die hautverjüngende Wirkung entsteht durch die Erhöhung der Zellteilungsrate. Unter Einwirkung von Lavendel teilt sich die Hautzelle schneller. Und somit erneuert sich die Haut schneller und muß von daher jünger und somit auch faltenfreier sein.

Diese schnellere Zellteilung nutzen wir noch bei einem weiteren Problem: oberflächige Hautverletzungen, wie z.B. Sonnenbrand oder Hautabschürfungen. Verletzungen dieser Art beträufeln Sie bitte pur mit Lavendel. Lavendel ist antiseptisch, lindert sofort den Schmerz und durch die Beschleunigung der Zellteilung kommt es unverzüglich zu einem gesteigerten Heilungsprozeß.

Der Anwendungsbereich von Lavendel

Akne

Asthma

Ausfluß

Blähungen

Blasenkatarrh

Bronchitis

Depressionen

Haarausfall (kreisrunder)

Halsentzündung

Hauterkrankungen aller Art (auch Läuse, Krätze usw.)

Herzklopfen

Hysterie

Insektenstiche aller Art

Kehlkopfentzündungen

Koliken

Nervöse Erschöpfung

Panik

Schlaflosigkeit

Schmerzhafte Regelblutung

Schuppenflechte

Urinfördernd

Verdauungsstörungen

Zittern

Hunde + Katzen

Besitzt hydrophile, hautverjüngende Wirkung.

Minze piperita (Pfefferminze)

Die Wirkung des Pfefferminztees ist allgemein bekannt. Die Indikationen des ätherischen Öles Pfefferminze ist ähnlich.

Darüber hinaus können Sie mit Pfefferminzöl Mücken, Fliegen, Insekten, Moskitos vertreiben und sogar Mäuse und Ratten. Diese Nager mögen Pfefferminzöl überhaupt nicht.

Der Anwendungsbereich von Minze piperita

Asthma

Blähungen

Bronchitis

Erbrechen

Erkältung

Erschöpfung, geistige

Herzklopfen

Husten

Hysterie

Moskitos

Nebenhöhlenerkrankungen

Nervenschmerzen

Ratten und Mäuse

Schmerzhafte Regelblutung

Schwindel

See- und Reisekrankheiten

Übelkeit

Muskatellersalbei

Muskatellersalbei ist eine Unterart des Salbei. Er riecht wesentlich angenehmer als der normale Salbei. Es ist eines der ganz wenigen Öle, die wirklich zuverlässig den hohen Blutdruck senken. Außerdem wirkt er bei allen klimakterischen Beschwerden sowie bei Frigidität und Impotenz. Muskatellersalbei ist ein Frauenmittel mit einer besonderen Affinität zum weiblichen Unterleib. Die Häufigkeit und Heftigkeit von Wochenbettdepressionen nimmt immer mehr zu. Die möglichen Gründe hierfür werden zur Zeit noch kontrovers diskutiert. Die Schulmedizin hat für diese Indikation nur sehr wenig anzubieten, da die meisten Tranquilizer und Psychopharmaka die Milchschranke überschreiten und somit durch das Stillen in den Körper des Säuglings gelangen, was absolut zu vermeiden ist.

Muskatellersalbei in Verbindung mit dem stärksten Antidepressivum der Aroma-Therapie - dem Neroli - wirkt sich sehr günstig auf den Verlauf dieser Erkrankung aus.

Der Anwendungsbereich von Muskatellersalbei

Angst

Ausbleibende Regel

Ausfluß

Blutdrucksenkung

Depressionen

Frigidität

Halsentzündungen

Hysterie

Impotenz

Koliken

Nervöse Erschöpfungszustände

Wochenbettdepressionen

Wechseljahrbeschwerden

Tonikum für den weiblichen Unterleib; ein allgemeines Frauenmittel

Muskatnuß

Muskatnuß fördert die Intensität und Farbigkeit von Träumen. Dies ist ganz besonders wichtig. Im Traum können Sie den „Psychoschrott" verarbeiten, den Sie den ganzen Tag über aufgenommen haben. Patienten, die über längere Zeit nicht träumen können, z.B. weil sie einen unregelmäßigen Schlafrhythmus haben oder gezielt immer wieder kurz vor der Traumphase aus dem Schlaf gerissen werden, produzieren über kurz oder lang zum Teil sehr massive Psychosen.

Mit Mukatnußöl erreichen Sie eine Bewußtseinserweiterung. Eine Form der Bewußtseinserweiterung zeigt sich in der Tatsache, daß man unter Einfluß von bewußtseinserweiternden Drogen Bücher lesen kann, bei denen nur die halben Zeilen abgedruckt sind.

Zudem ist Muskatnuß ein sehr gutes Aphrodisiakum. Ein Aphrodisiakum ist kein Potenzmittel. Ein Aphrodisiakum steigert die Liebeslust. Man kommt einfach öfter auf die Idee, daß man im Bett auch noch etwas anderes machen kann als zum Beispiel nur zu schlafen, Zeitung lesen oder zu fernsehen. Wer von Ihnen jetzt noch überlegen muß, der sollte unbedingt mal einen Versuch mit Muskatnußöl auf der Aromalampe im Schlafzimmer machen.

Die Gehirnstärkung von Muskatnuß setzen Sie bei den Schulkindern ein, wenn sie ihre Hausaufgaben machen müssen. Bei Studenten, generell bei allen „Kopfarbeitern". Nutzen Sie Muskatnuß auch für sich, wenn Sie Ihre Monatsabrechnung usw. machen müssen.

Der Anwendungsbereich von Muskatnuß

Aphrodisiakum

Gehirnstärkung

Herzstärkung

Verdauungsstörungen

Fördert die Intensität und Farbigkeit von Träumen

Bewußtseinserweiterung - deutlich besser als LSD -

aber **ACHTUNG!**

Nur in ganz geringen Dosen verwenden, denn bereits geringe Mengen wirken toxisch.

Dies gilt nur für die orale Einnahme – nicht für die Anwendung in der Aroma- Lampe.

Myrte

Häufig kennt man Myrte vom Heiraten: die Braut hat einen Myrtenkranz und der Bräutigam hat ein Myrtensträußchen am Revers. Diese Brautleute treiben Prophylaxe. Denn es heißt bei Myrte: reinigt die Atmosphäre nach einem Streit. Sie haben sicherlich alle schon einmal dieses Phänomen erlebt: Sie kommen in einen Raum, in dem vorher heftig gestritten wurde. Und sofort merken Sie: hier ist aber dicke Luft. Dieses Phänomen ist absolut real. Hier können Sie mit Myrte eine wunderbare Harmonisierung der Raumatmosphäre erreichen.

Erkrankung zeichnet sich unter anderem dadurch aus, daß der Patient bis oben hin abgefüllt ist mit negativen Schwingungen. Therapie zeichnet sich unter anderem dadurch aus, daß der Therapeut diese negativen Schwingungen entfernt. Und wo bleiben diese Schwingungen?

In Ihren Praxisräumen. Jetzt wissen Sie auch, warum Sie am Sonntagabend so wenig Lust verspüren, morgen in die Arbeit zu gehen. Ihr limbisches System, d.h. Ihr Unterbewußtsein, sagt Ihnen nämlich folgendes: Ich morgen früh wieder in die Brühe - nein, danke.

Darum unsere ernst gemeinte Empfehlung: reinigen Sie Ihre Praxisatmosphäre mindestens einmal die Woche mit Myrte und anderen, reinigenden Ölen. Sie werden sehr schnell merken, daß das Betriebsklima einfach deutlich besser geworden ist. Und die Patienten empfinden das ebenfalls so.

Eine zweite, sehr schöne Eigenschaft von Myrte ist die Regulierung des Geizes. Geizige Patienten sind wirklich das letzte, was wir in unseren Praxen gebrauchen können. Sie kennen sie alle, unsere Vampire. Kommen mit einem Rezept vom Arzt wegen eines HWS-Syndroms und nach der dritten Behandlung jammern sie, mir ist gestern was ins Kreuz geschossen und weil ich nun schon mal auf der Liege bin, können Sie dies doch bitte gleich kostenlos mitmachen. Wir kennen sie alle - und keiner kann sie wirklich gebrauchen. Lieber arbeite ich mal ein paar Minuten gar nicht, bevor ich hier eine kostenlose Zusatzbehandlung mache. Nach regelmäßigem Gebrauch von Myrte und den anderen reinigenden Ölen werden Sie sehr schnell feststellen, daß die besonders geizigen Patienten bald fernbleiben. Ihr Patientenstamm wird sich deutlich verändern. Sie haben nur noch vernünftige, zahlungswillige Patienten in Ihrer Praxis, denn die „Geizhälse“ können Ihre gute Atmosphäre in der Praxis nicht vertragen. Probieren Sie es aus, zum Wohle Ihres Praxisumsatzes und Praxisgewinn.

Der Anwendungsbereich von Myrte

Bronchitis

Husten, Raucherhusten

Nebenhöhlenerkrankungen

Harnwegsinfektionen

Hämorrhoiden

Verzweiflung

Angst vor Krankheit

fehlende Gelassenheit

Hauterkrankungen

zu starke materialistische Einstellung

Klärt die Atmosphäre nach Streit

Neroli

Neroli ist das Öl der Orangenblüte. Bei Orange müssen wir aufpassen: hier gibt es drei verschiedene Öle.

1. Orange (das ist die Frucht und die Schale)

2. Petit Grain (das sind die Orangenblätter)

3. Neroli (das Öl der Orangenblüte)

Neroli ist das stärkste Antidepressivum in der Aroma-Therapie. Wenn ein depressiver Patient am Fläschchen mit Neroli riecht, sagt er Ihnen in der Regel folgendes: „Ist gerade die Sonne aufgegangen oder hat hier jemand das Licht angeschaltet.“ Diese Patienten erleben ihre psychische Aufhellung augenblicklich in körperlicher Form.

Die Indikationen für Neroli sind sehr interessant. Wir haben hier die Schlafstörungen sowie die Einschlaf- und Durchschlafstörungen.

Einschlafstörungen sind eigentlich nicht so unbedingt das Problem. Dies können unsere Patienten noch relativ gut. Aber die Durchschlafprobleme. Entweder sie schlafen gut ein und liegen dann wach von 2 bis 4 Uhr oder von 3 bis 5 Uhr. Und wenn sie dann um 6 Uhr aufstehen müssen, sind sie wie gerädert. Oder die andere Variante: der Patient schaut mindestens 6 bis 7 mal in der Nacht auf die Uhr. Und hier haben Sie die Möglichkeit, die Wirkung der ätherischen Öle direkt in Prozent zu ermitteln. Wenn ohne Neroli ein Patient in der Nacht bis zu 9 mal auf die Uhr geschaut hat und unter Neroli dies nur noch 3 mal geschieht, so hat sich das Schlafverhalten um 66% verbessert. Dieses Ergebnis erleben Sie in der Regel bereits in der ersten Nacht.

Neroli nimmt die Angst, die Depressionen, die Hysterie und die Panik. Daher stellen wir uns immer wieder die Frage, ob es bei einem Krankenbesuch wirklich immer der Blumenstrauß sein muß. Warum nicht mal ein kleines Fläschchen Neroli? Wahrscheinlich wird man in einem Krankenhaus leider nicht die Möglichkeit haben, eine Aromalampe aufzustellen (evtl. noch eine elektrische Aromalampe!). Aber in jedem Krankenhaus gibt es Papiertaschentücher. Ein paar Tropfen Neroli aufs Taschentuch, kurz daran gerochen, und schon sind sie weg - die Ängste, die Panik, die Hysterie.

Der Anwendungsbereich von Neroli

Angst

Depressionen

Durchschlafstörungen

Einschlafstörungen

Herzklopfen

Hysterie

Nervöse Spannungen

Panik

Schlaflosigkeit

Palmarosa

Palmarosa ist ein tropisches Gras und hat die gleichen Indikationen wie Kamille blau und Lavendel. Somit ist hierzu alles gesagt.

Der Anwendungsbereich von Palmarosa

Anregend

Antiseptisch

Feuchtigkeitsspendend für die Haut

Hautverjüngung

Hautprobleme jeder Art

Pfeffer, schwarzer

Pfeffer ist ein sehr gutes Aphrodisiakum, regt den Appetit an. Ganz klar, Pfeffer ist ja auch ein Gewürz. Aber eine ganz wichtige Indikation ist die Unterstützung der Leber in ihrer Entgiftungsfunktion. Somit haben wir schon zwei ganz wichtige Öle zur Entgiftung:

Fenchel und Pfeffer. Und nochmals unseren Appell: pflegen Sie Ihre Leber und die Leber Ihrer Patienten wo Sie nur können. Zum Beispiel mit Fenchel und Pfeffer auf der Aromalampe.

Ferner hilft Pfeffer bei Hämorrhoiden. Wie kann das geschehen? Zwei Voraussetzungen müssen erfüllt sein, damit sich eine Hämorrhoide entwickelt:

a) Bindegewebsschwäche und

b) Stau im Pfortadersystem.

Das Pfortadersystem hat einen falschen deutschen Namen, denn im lateinischen heißt dieses System „Vena portae". Es ist das Venensystem, das vom Dünndarm zur Leber führt, da alles, was der Körper resorbiert, zuerst in der Leber entgiftet werden soll. Wenn jetzt die Leber nicht schnell genug entgiftet, kommt es zu einem Rückstau im Pfortadersystem, welcher dann im Mastdarm eine Krampfader produziert, die wir dann Hämorrhoiden nennen. Über die Beschleunigung der Arbeitsleistung der Leber können wir sehr wirkungsvoll auf die Hämorrhoiden einwirken.

Der Anwendungsbereich von Pfeffer

Aphrodisiakum

Appetitlosigkeit

Entgiftung

Erbrechen

Erkältung

Hämorrhoiden

Halsentzündung

Husten

Konzentrationsschwäche

Schnupfen

Schwindel

Sodbrennen

Rose

In welchem Lebensmittel finden wir das meiste Rosenöl? Im Marzipan. Und Marzipan ist heute noch Pflichtnahrung in jedem orientalischen Harem. Und wieviel Kinder hat ein Scheich? Was frage ich Sie, er wird es selbst nicht wissen.

Rose hilft bei Sterilität bei Frau und Mann und verbessert ganz deutlich die Zugungsfähigkeit des Mannes.

Die Fruchtbarkeit des deutschen Mannes nimmt ständig ab. Gegenüber 1958 hat sich die Anzahl der produzierten Samenzellen pro Ejakulation um 60% verringert. Gründe hierfür gibt es viele: Nikotin, Streß, Alkohol, zu enge bzw. zu warme Bekleidung, Elektrosmog usw.

Früher war es die Frau, die bei einem unerfüllten Kinderwunsch zum Arzt mußte und sich dort auch behandeln lassen mußte. Heute ist immer häufiger der Mann der schuldige, wenn eine Ehe ungewollt kinderlos bleibt.

Ferner ist Rosenöl ein ganz besonders wirksames Öl gegen Streß. Und wir wissen: ein gestreßter Liebhaber ist nie ein guter Liebhaber.

Der Anwendungsbereich von Rose

Aphrodisiakum

Ausfluß

Depressionen

Frigidität

Gebärmutter allgemein

Herzleiden

Impotenz

Nervenbesänftigung

Nervöse Spannungen

Schmerzhafte Regelblutungen

Schlaflosigkeit

Sterilität

Streß

Verstopfung

Gegen Sterilität bei Frau und Mann.

Verbessert signifikant das Spermiogramm.

Rosmarin

Wir hatten schon Kampfer kennengelernt als Notfallmedikament gegen plötzlichen Blutdruckabfall. Und Rosmarin ist jetzt das Dauermedikament bei Hypotonie.

Alle Symptome, die man bei niedrigem Blutdruck findet, wie z.B. Apathie, Herzklopfen, Ohnmacht, Schwäche, Trägheit usw. lassen sich sehr gut mit Rosmarin behandelt.

Der Anwendungsbereich von Rosmarin

Apathie

Asthma

Ausfluß

Bronchitis

Erkältung

Haarausfall (normaler, ohne Glatzenbildung)

Herzklopfen

Kopfschuppen

Nervenbeschwerden

Niedriger Blutdruck

Ohnmacht

Schwäche allgemein

Trägheit

Bei Verlust des Geruchssinnes

Klärt den Geist

Sandelholz

Wir hatten zwischenzeitlich schon etliche „Frauen-"Öle kennengelernt. Jetzt kommt das erste und **einzige „Männer-Mittel"**.

Männermittel wegen der Indikation „Prostata". Machen Sie sich bitte frei von der falschen Meinung, Prostata-Adenom sei eine Alt-Männer-Krankheit. Dies war vielleicht früher einmal so. Heute ist das ganz anders. Die jüngsten Prostatiker, die ich kennengelernt habe, waren Ende Zwanzig.

Ein Prostata-Adenom ist zwar direkt nicht unbedingt schmerzhaft, aber es senkt doch ganz gewaltig die Lebensqualität.

Von daher müssen wir sagen: jeder männliche Patient, der von uns mit Aroma-Therapie behandelt wird, erhält auf jeden Fall Sandelholz mit dazu.

Der Anwendungsbereich von Sandelholz

Akne

Angst

Blasenkatarrh

Bronchitis

Erbrechen

Kehlkopfentzündung

Prostata

Samenerguß zu früh

Schlaflosigkeit

Schleimhäute, genitale

Schluckauf

Tagetes

Wer kennt sie nicht, die Studentenblume oder „Stinke-Blume“. Das faszinierende an diesem Öl ist die unbeschreibliche Diskrepanz im Geruch zwischen der Blume im Garten und dem ätherischen Öl. Die Blume - ja so kann man wirklich sagen - stinkt und das ätherische Öle davon duftet ganz hervorragend. Ich persönlich kann mir keinen betörenderen Duft als Tagetes vorstellen.

Tagetes wirkt in der Tat sehr stark stimmungshebend und sinnlich anregend.

Der Anwendungsbereich von Tagetes

Wirkt stark stimmungshebend

und sinnlich anregend.

Tea-Tree

Der Name ist irreführend. Es hat überhaupt nichts mit Tee zu tun. Tea-Tree oder auch Melaleuca genannt, ist ein naher Verwandter des australischen Eukalyptus.

Tea-Tree macht alles kaputt, was für den Menschen schädlich ist, ohne selbst für den Menschen schädlich zu sein.

Tea-Tree stimuliert extrem stark das Immunsystem. Nutzen Sie diese Wirkung beispielsweise bei einer beginnenden Erkältung. Wenn es bereits in der Nase brennt oder im Hals kratzt, einige Tropfen auf die Aroma-Lampe, ein Grippebad mit Tea-Tree und allen anderen antibakteriellen und antiviralen Ölen oder noch einfacher mit unserer Spezialmischung „Grippewetter".

Es wirkt gegen Bakterien, Chlamydien, Pilze, Viren, und weil Warzen auch eine Virusinfektion sind, auch gegen Warzen.

Tea-Tree ist ein so mildes Öl, daß Sie es bedenkenlos unverdünnt auf die Haut auftragen können.

Verpilzte Fuß- und Fingernägel tragen Sie bis zur Schmerzgrenze ab und applizieren dann regelmäßig zweimal täglich Tea-Tree pur auf den Nagel auf. In der Regel wächst der Nagel pilzfrei wieder nach.

Ein gewöhnlicher Fußpilz verschwindet unter einer Tea-Tree-Therapie im Durchschnitt innerhalb von einigen Tagen. Aber aufgepaßt: alles, was jemals mit Ihrem Pilz in Berührung kam, ist ein für alle mal kontaminiert:

Eine Pilzspore kann problemlos einige Jahre fasten.

Fußpilz und Waschmaschine mit 95° C Waschlauge:
da lacht er drüber.

Fußpilz und Desinfektionsmittel:
das hält die Seidenunterwäsche nicht aus.

Fußpilz und Sterilisator mit 225° C:
halten Ihre Lederschuhe nicht aus.

Sie sehen selbst, eine äußerst verfahrene Situation. Es gibt hierfür nur eine wirklich gute Lösung: Der Fußpilz verträgt viel, aber keine Kälte. Also: die frisch gewaschenen Socken bitte in eine Plastiktüte und bei - 30°C für 2 Tage in die Tiefkühltruhe. Das überlebt der Pilz mit Sicherheit nicht. Denken Sie bitte auch daran, sich nicht mit einem Handtuch an Ihren pilzbefallen Stellen abzutrocknen. Sie haben ja jetzt gehört, wie widerstandsfähig der Pilz ist. Noch dazu: 24° C bei 95% Luftfeuchtigkeit im Badezimmer - ein Paradies für Fußpilze.

Also: wenn Sie verpilzt sind, bitte dann diese Stellen nur mit Einmalartikeln abtrocknen. Papierhandtücher, Papiertaschentücher usw.

Der Anwendungsbereich von Tea-Tree

Bakterien

Chlamydien

Pilze

Viren

Warzen

Fuß-, Haut- und Scheidenpilz

Prämenstruelle Pickel um Nase, Kinn und Stirn

Stimuliert extrem stark das Immunsystem

Wacholder

Wir haben dieses Öl hauptsächlich nur wegen einer Indikation mit aufgenommen, da ist es allerdings unschlagbar: Störungen im Wasserhaushalt.

Wasserhaushaltsstörungen haben die Damen, die vor der Regel statt 1 kg gleich 3 kg zunehmen. Das sind Lymphödeme, auch nach Brustamputationen.

Der Anwendungsbereich von Wacholder

Akne

Ausbleiben der Regel

Ausfluß

Blähungen

Blasenkatarrh

Einschlafstörungen

Husten

Streßfolgen

Wasserhaushalt

Ylang-Ylang

Stellen Sie sich bitte eine ca. 35 cm große Hibiskusblüte vor, dann wissen Sie in etwa, wie die Blüte der Ylang-Ylang-Pflanze aussieht. Sie wuchs ursprünglich nur auf Madagaskar.

Es ist das erotisierendste Öl, das wir in der Aroma-Therapie kennen. Es ist geradewegs dazu geschaffen, für die trauten Stunden zu zweit. Eigentlich sollte jeder einmal einen Versuch mit diesem herrlich duftenden Öl machen.

Durch die hohe Entspannungswirkung hilft es ganz hervorragend bei Schlafstörungen, gegen alle Streßprobleme und fördert die Liebesbereitschaft.

Der Anwendungsbereich von Ylang-Ylang

Angst

Aphrodisiakum

Depressionen

Frigidität

Herzklopfen

Impotenz

Schlafstörungen

Streß

Ysop

Dieses Öl ist ganz einfach beschrieben: Die Hauptwirkung liegt in der Regeneration und Rekonvaleszenz. Alle Zustände verzögerter Rekonvaleszenz wie Appetitlosigkeit, Ausbleiben der Regel, Niedriger Blutdruck, Schwäche oder Verdauungsschwäche lassen sich besonders gut mit Ysop behandeln.

Bei den Leistungssportlern hat man unter Ysop eine Verkürzung der Regenerationszeiten festgestellt. Aus der Trainingslehre wissen wir, daß der nächste Trainingsreiz erst dann gesetzt werden darf, wenn der alte Reiz abgebaut wurde. Nachweisbar im Laktatwert aus dem Blut. Durch eine Erhöhung der Dichte von Trainingseinheiten läßt sich natürlich auch eine deutliche Leistungssteigerung erzielen.

Der Anwendungsbereich von Ysop

Appetitlosigkeit

Asthma

Ausbleiben der Regelblutung

Ausfluß

Bronchitis

Hysterie

Niedriger Blutdruck

Schnupfen

Schwäche

Verdauungsschwäche

Wiederaufbau nach Krankheiten

Welche Öle sind dann nun die richtigen?

Wenn Sie sich das Indikationsverzeichnis anschauen, so finden Sie eine große Anzahl von Ölen bei Erkältungen, bei Husten sind es sogar noch mehr. Wie finden Sie nun die richtige Auswahl? Hier haben Sie zwei Möglichkeiten:

Sie greifen auf die Mischungen der Firma Therapie-Öle Rebecca Wolff zurück. Mit diesen 12 fertigen Mischungen von Therapieölen können Sie im Schnitt etwa 85% Ihrer Patienten erfolgreich behandeln.

Haben Sie aber Gefallen am Mischen gefunden oder haben Sie mal einen wirklichen Spezialfall in Ihrer Praxis, dann bedienen Sie sich doch ganz einfach des Rasters* (S. 85).

Auf der linken Seite des Rasters finden Sie die 28 Therapie-Öle. Am oberen Rand des Rasters finden Sie etliche Spalten, in welche Sie bitte die Erkrankungen Ihres Patienten gemäß dem beiliegenden Indikationsverzeichnisses eintragen.

Steht in der ersten Spalte beispielsweise „Schlafstörungen", dann kreuzen Sie in dieser Spalte alle die Öle an, die im Indikationsverzeichnis **fett** abgedruckt sind. So verfahren Sie auch mit allen anderen Erkrankungen. Wenn Sie bei allen Erkrankungen die dazugehörigen Öle angekreuzt haben, zählen Sie bitte jetzt waagerecht die Gesamtzahl der Kreuze pro einzelnes Öl.

Die 5 Öle mit den meisten Kreuzen, sind genau die Öle, die dieser Patient benötigt. Das Ankreuzen dauert kaum eine Minute und schon haben Sie die perfekte Mischung zur Aroma Therapie nach Detlef Wolff.

Noch einfacher geht es mit dem Computer- Programm, welches Sie auf der beiliegenden CD finden. Dieses wirklich einfach zu bedienende Programm ermittelt für Sie in Windeseile Ihre individuelle Zusammenstellung der erforderli-

---

* Das Raster befindet sich auch auf der CD, unter der Datei Raster.txt und Raster.doc, fertig zum Ausdrucken.

chen 5 ätherischen Öle.

Sehr häufig bietet Ihnen der Computer sogar gleich mehrere 5er-Mischungen an, unter der Sie dann je nach Patient nochmals auswählen können. Den Computerausdruck können Sie dann auch zu der Karteikarte Ihres Patienten archivieren.

Dieses CD-Programm befindet sich hinten im Buch.

Indikationsverzeichnis für den Gebrauch ätherischer Öle nach Detlef Wolff

Fettdruck = das ätherische Öl mit der besten Wirkung für die angegebene Indikation

Abwehrsteigerung	: **Grippewetter*, Weltmeister*, Kinderstube***, Basilikum, **Eukalyptus, KaManuka*, Tea-Tree**
Akne	: **Bergamotte, KaManuka*, Kamille spezial*, Lavendel**, Sandelholz, Wacholder
Allergien	: **KaManuka***
Amenorrhoe	: **Lebensmitte*, Eukalyptus, Fenchel, Geranium, Jasmin, Muskatellersalbei, Rose**
Angst	: **Sonnenschein***, Basilikum, **Bergamotte**, Geranium, Jasmin, Muskatellersalbei, **Neroli**, Palmarosa, Sandelholz, **Tagetes**, Ylang-Ylang
Antibiotikum	: Eukalyptus, **KaManuka*, Tea-Tree**
Antihistaminikum	: KaManuka*
Antimykotikum	: **KaManuka*, Tea-Tree**
Apathie	: **Fitness*, Weltmeister*, Rosmarin, Verbena, Ysop**

Aphrodisiakum	: **Tausendundeine Nacht*, Jasmin,** Geranium, **Rose, Tagetes, Ylang-Ylang,**
Appetitlosigkeit	: Fenchel, **Kardamon**, Pfeffer, **Ysop**
Asthma	: **Grippewetter*,** Elemi, **Eukalyptus, KaManuka*,** Lavendel, **Minze piperita,** Rosmarin, Ysop
Atemwegs-Infektionen	: **Grippewetter*, Kinderstube*,** Bergamotte, **Eukalyptus, KaManuka*, Tea-Tree**
Blähungen	: Bergamotte, **Fenchel, Kamille spezial*,** Kardamon, Lavendel, Minze piperita, Muskatellersalbei, Pfeffer, Rosmarin, Wacholder, Ysop
Blutdruck zu hoch	: **Entspannung*,** Eukalyptus, KaManuka*, **Lavendel, Muskatellersalbei, Ylang-Ylang**
Blutdruck zu niedrig	: **Fitness*, Weltmeister*, Rosmarin**, Ysop
Brechreiz	: Basilikum, Fenchel, Kardamon
Breitband-Antibiotikum	: **KaManuka*, Tea-Tree**
Bronchitis	: **Grippewetter*, Kinderstube*,** Basilikum, Bergamotte, **Elemi,** Eukalyptus, Jasmin, **KaManuka*,** Kardamon, Lavendel, Minze piperita, Neroli, Pfeffer, Rosmarin, Sandelholz**, Tea-Tree, Wacholder, Ysop**

Chlamydien : **KaManuka*, Tea-Tree**

Dekubitus : **KaManuka*,** Lavendel, Palmarosa, **Tea-Tree**

Depressionen : **Sonnenschein*,** Basilikum, **Bergamotte, Geranium,** Jasmin, Kamille spezial*, **KaManuka*,** Rosmarin, **Lavendel,** Muskatellersalbei, **Neroli,** Palmarosa, **Rose,** Sandelholz, **Tagetes, Ylang-Ylang**

Durchschlafstörungen : **Neroli**

Dysmenorrhoe : **Lebensmitte*, Tausendundeine Nacht*, Jasmin,** Kamille spezial*, Lavendel, **Muskatellersalbei, Rose**

Einschlafstörungen : **Sandmännchen*, Kamille spezial*, Neroli,** Wacholder, Ylang-Ylang

Entzündungen : **KaManuka*, Kamille spezial*, Tea-Tree**

Erbrechen : **Basilikum,** Eukalyptus, Rosmarin, **Kardamon,** Lavendel, **Minze piperita,** Pfeffer, Sandelholz

Erkältungen : **Grippewetter*, Kinderstube*,** Basilikum, **Elemi, Eukalyptus, KaManuka*,** Minze piperita, Neroli, Palmarosa, Pfeffer, Rosmarin, **Tea-Tree**

Fieberbläschen : **Grippewetter*,** Bergamotte, **Eukalyptus, KaManuka*, Tea-Tree**

Frauenleiden, nervöse	: **Lebensmitte*, Tausendundeine Nacht*, Jasmin, Geranium, Lavendel, Rose**
Frigidität	: **Tausendundeine Nacht*, Jasmin, Muskatellersalbei, Rose, Tagetes, Ylang-Ylang**
Fußpilz	: **KaManuka*, Tea-Tree**
Gebärmutter allgemein	: **Lebensmitte*, Jasmin, Muskatellersalbei, Rose,**
Gehirnstärkung	: **Muskatnuß, Pfeffer, Rosmarin,**
Geistige Erschöpfung	: **Lerneifer*,** Basilikum, **Elemi, Kardamon,** Minze piperita, **Muskatnuß, Rosmarin**
Geschlechtstrieb anregend	: **Tausendundeine Nacht*, Jasmin, Muskatellersalbei, Pfeffer, Rose, Tagetes, Ylang-Ylang**
Grippe	: **Grippewetter*, Kinderstube*, Elemi, Eukalyptus, KaManuka*,** Lavendel, Minze piperita, Pfeffer, Rosmarin, **Tea-Tree,** Ysop
Grundumsatzerhöhung	: **Minus*, Fenchel**
Gürtelrose	: **Grippewetter*, Eukalyptus,** Geranium, **KaManuka*, Tea-Tree**
Halsentzündung	: **Grippewetter*, Kinderstube*, Eukalyptus,** Geranium, **KaManuka*,** Lavendel, Muskatellersalbei, Pfeffer, **Tea-Tree,** Ysop

Hauterkrankungen, allgemein	:	**Kamille spezial*, KaManuka*, Lavendel, Palmarosa**
Hautpilz	:	**KaManuka*, Tea-Tree**
Herpes simplex	:	**Grippewetter*, Kinderstube*,** Bergamotte, **Eukalyptus, KaManuka*, Tea-Tree**
Herpes zoster	:	**Grippewetter*, Eukalyptus,** Geranium, **KaManuka*, Tea-Tree**
Herzklopfen	:	**Entspannung*, Lavendel,** Minze piperita, **Neroli, Rose, Ylang-Ylang**
Husten	:	**Grippewetter*, Kinderstube*,** Bergamotte, **Elemi, Eukalyptus,** Jasmin, **KaManuka*,** Kardamon, Lavendel, Minze piperita, Neroli, Pfeffer, Rosmarin, **Sandelholz, Tea-Tree,** Wacholder, Ysop
Hypotonie	:	**Fitness*, Weltmeister*, Pfeffer, Rosmarin, Ysop**
Hypertonie	:	**Muskatellersalbei,** Neroli, Rose
Hysterie	:	**Erfolg*,** Basilikum, Kamille spezial*, **Lavendel,** Minze piperita, Muskatellersalbei, **Neroli,** Rosmarin, Ysop
Immunstimulierung	:	**Grippewetter*, Kinderstube*, Weltmeister*, KaManuka*, Tea-Tree**

Impotenz	: **Tausendundeine Nacht*, Jasmin, Muskatellersalbei,** Neroli, **Rose, Sandelholz, Tagetes, Ylang-Ylang**
Influenza	: **Grippewetter*, Kinderstube*, Elemi, Eukalyptus, KaManuka*,** Lavendel, Minze piperita, Pfeffer, Rosmarin, **Tea-Tree,** Ysop
Insektenstich	: **Lavendel, KaManuka**
Juckreiz	: **KaManuka*,** Lavendel
„Kater" nach Alkoholgenuß	: **Fenchel**
Kehlkopfentzündung	: Lavendel, Sandelholz
Klimakterium	: **Lebensmitte*, Eukalyptus, Fenchel, Geranium, Muskatellersalbei,**
Koliken (Darm, Magen, Niere)	: Bergamotte, **Fenchel, Kamille spezial*,** Rosmarin, **Kardamon,** Lavendel, Muskatellersalbei, Pfeffer, Wacholder, Ysop
Konzentrationsstörungen	: **Lerneifer*, Muskatnuß,** Pfeffer, Rosmarin
Kopfhaut, juckend und schuppend	: **KaManuka*,** Lavendel, Rosmarin, Tea-Tree
Kopfschuppen	: **KaManuka*, Rosmarin**
Kortison-ähnliche Wirkung	: **KaManuka***

Kreislaufanregung	: **Fitness*, Weltmeister***, Eukalyptus, **Pfeffer, Rosmarin,** Muskatnuß, **Ysop**
Männermittel, allgemein	: **Tausendundeine Nacht*, Sandelholz**
Migräne	: **Basilikum, Fenchel**, Kamille spezial*, **Kardamon,** Lavendel**, Minze piperita,** Muskatellersalbci, Neroli**, Pfeffer**
Milchmangel beim Stillen	: Fenchel, Jasmin
Müdigkeit	: **Fitness*, Weltmeister*,** Pfeffer, **Rosmarin, Verbena (Eisenkraut), Ysop**
Nebenhöhlen-erkrankungen	: **Grippewetter*, Kinderstube*, Eukalyptus, KaManuka*,** Pfeffer, Sandelholz, **Tea-Tree,** Ysop
Nervenberuhigung	: **Entspannung*, Sonnenschein*,** Elemi, **KaManuka*,** Lavendel, **Rose**
Nervöse Erschöpfung	: **Fitness*, Lerneifer*,** Basilikum, **Lavendel, KaManuka*,** Muskatellersalbei, Rosmarin
Nervosität	: **Entspannung*,** Elemi, **KaManuka*,** Lavendel, Rose
Neurasthenie (nervliche Erschöpfung)	: **Fitness*, Lerneifer*,** Basilikum, **Lavendel, KaManuka*,** Muskatellersalbei, Rosmarin
Neurodermitis	: **KaManuka*, Lavendel**
Ohnmacht	: **Fitness*, Weltmeister*, Rosmarin**

Östrogenspiegel zu niedrig	: **Lebensmitte*,** Eukalyptus, Fenchel, Geranium, Muskatellersalbei
Panik	: **Sonnenschein*,** Lavendel, **Neroli**
Pilz (Fuß-, Haut-)	: **Grippewetter*, Kinderstube*, KaManuka*, Tea-Tree**
Prostata	: **Tausendundeine Nacht*,** Jasmin, **Sandelholz**
Psoriasis	: **Sonnenschein*,** Bergamotte, **Lavendel, KaManuka*, Palmarosa**
Psyche, allgemein aufhellend	: **Sonnenschein*, KaManuka*,** Kardamon, Lavendel, **Neroli,** Palmarosa, Rose, **Tagetes**
Regelblutung, ausbleibend	: **Lebensmitte*, Eukalyptus, Fenchel, Geranium, Muskatellersalbei, Rose**
Regelblutung, schmerzhaft	: **Lebensmitte*, Tausendundeine Nacht*, Jasmin**, Kamille spezial***,** Lavendel, **Muskatellersalbei,** Rose
Rekonvaleszenz	: **Weltmeister*, Ysop**
Rheumatischer Formenkreis	: **KaManuka***
Samenerguß, frühzeitiger	: **Tausendundeine Nacht*, Sandelholz**
Samenqualität, Verbesserung	: **Tausendundeine Nacht*, Sonnenschein*, Rose**

Scheidenjucken	: **Lebensmitte*,** Eukalyptus, Fenchel, Geranie, KaManuka, Muskatellersalbei, Tea-Tree
Scheidenpilz	: **KaManuka*, Tea-Tree**
Schlaflosigkeit	: **Sandmännchen*,** Basilikum, **Kamille spezial*, Lavendel, Neroli,** Rose, Sandelholz, **Ylang-Ylang**
Schluckauf	: Basilikum, Fenchel, **Sandelholz**
Schmerzstillung	: **KaManuka***
Schnupfen	: **Grippewetter*, Kinderstube*, Eukalyptus, KaManuka*,** Pfeffer, Sandelholz, **Tea-Tree,** Ysop
Schuppenflechte	: **Sonnenschein*,** Bergamotte, **Lavendel, KaManuka*, Palmarosa**
Schwäche, allgemein	: **Fitness*, Weltmeister*, Rosmarin,** Verbena, **Ysop**
Schwangerschafts-Erbrechen	: **Kardamon**
Schwindel	: **Fitness*, Weltmeister*,** Minze piperita, **Rosmarin, Verbena (Eisenkraut)**
Sinnlichkeit, fördernd	: **Tausendundeine Nacht*,** Jasmin, Geranium, **Rose, Tagetes, Ylang-Ylang**
Sonnenbrand	: **KaManuka*, Lavendel**

Spannungen, nervöse	: **Entspannung*,** Basilikum, **Bergamotte,** Geranium, Jasmin, **KaManuka*, Lavendel, Neroli, Rose, Ylang-Ylang**
Sterilität männlich und weiblich	: **Tausendundeine Nacht*, Jasmin, Rose**
Streß, Folgen von	: **Entspannung*, Sonnenschein*, Elemi, Jasmin, KaManuka*, Lavendel, Rose, Ylang-Ylang**
Übergewicht	: **Minus*, Eisenkraut (Verbena), Fenchel, Tagetes**
Vegetativum, Stabilisierung des	: **Sonnenschein*,** Bergamotte, **Geranium, Jasmin, KaManuka*,** Neroli, **Rose,** Ylang-Ylang
Virus - Infektion	: **Grippewetter*, Kinderstube*, Eukalyptus, KaManuka*, Tea-Tree**
Warzen	: **KaManuka*, Tea-Tree**
Wechseljahrbeschwerden	: **Lebensmitte*,** Eukalyptus, Fenchel, Geranium, Muskatellersalbei
Wochenbettdepression	: **Muskatellersalbei, Neroli**

Raster								
Basilikum								
Bergamotte								
Elemi								
Eukalyptus								
Fenchel								
Geranium								
Jasmin								
KaManuka								
Kamille spezial								
Kardamom								
Lavendel								
Minze piperita								
Muskatellersalbei								
Muskatnuß								
Myrte								
Neroli								
Palmarosa								
Pfeffer								
Rose								
Rosmarin								
Sandelholz								
Tagetes								
Tea-Tree								
Verbena (Eisenkr.)								
Wacholder								
Ylang-Ylang								
Ysop								

*sind Spezialkompositionen der Gesellschaft für komplementäre Medizin Vaterstetten.

Applikationsmöglichkeiten in der Aroma-Therapie nach Detlef WOLFF

	Lampe	Bad **ohne** Emulgator	Bad **mit** Emulgator	Gesichts-dampfbad	Sitzbad **mit** Emulgator	Massage	Direkt auf die Haut
Akne	X			X		X	
Abwehrsteigerung	X	X		X		X	
Allergien	X		X	X		X	X
Angst	X	X				X	
Apathie	X	X				X	
Aphrodisiakum	X	X				X	
Appetitlosigkeit	X	X				X	
Asthma	X	X		X		X	
Atemwegserkrankungen	X	X		X		X	
Ausbleibende Regel	X	X			X	X	
Blähungen	X	X				X	
Blasenentzündung	X	X			X	X	
Brechreiz	X						
Bronchitis	X	X		X		X	
Chlamydien	X		X		X		X
Dekubitis			X			X	X
Depressionen	X	X				X	
Durchschlafstörungen	X	X				X	
Einschlafstörungen	X	X				X	
Entzündungen	X	X	X	X	X	X	
Erbrechen	X						
Erkältung	X	X		X		X	
Fieberbläschen	X		X	X		X	X
Frauenleiden, nervöse	X	X			X	X	
Frigidität	X	X	X		X	X	

	Lampe	Bad **ohne** Emulgator	Bad **mit** Emulgator	Gesichts-dampfbad	Sitzbad **mit** Emulgator	Massage	Direkt auf die Haut
Fußpilz	X		X			X	X
Gebärmutter allgemein	X	X	X		X	X	
Gehirnstärkung	X						
Geistige Erschöpfung	X	X				X	
Geschlechtstrieb anregend	X	X	X			X	
Grundumsatzerhöhung	X	X				X	
Halsentzündung	X	X		X		X	
Hauterkrankungen,	X		X	X		X	X
Hautpilz	X		X		X	X	X
Herpes simplex	X		X	X		X	X
Herpes zoster	X		X		X	X	X
Herzklopfen	X	X				X	
Hypertonie	X	X				X	
Hypotonie	X	X	X			X	
Hysterie	X	X				X	
Immunstimulierung	X	X	X			X	
Impotenz	X	X			X	X	
Influenza	X	X		X		X	
Insektenstich						X	X
Juckreiz	X		X		X	X	X
„Kater“ nach Alkoholgenuß	X						
Kehlkopfentzündung	X	X		X			
Klimakterium	X	X	X		X	X	
Koliken	X	X				X	
Konzentrationsstörungen	X	X				X	
Kortison-ähnliche Wirkung	X	X	X	X	X	X	X
Kreislaufanregung	X	X	X			X	
Männermittel, allgemein	X	X	X	X	X	X	
Migräne	X	X				X	
Milchmangel beim Stillen	X	X				X	
Müdigkeit	X	X	X			X	
Nebenhöhlenerkrankung	X	X		X			
Nervenberuhigung	X	X	X			X	
Nervenbeschwerden	X	X	X			X	

	Lampe	Bad **ohne** Emulgator	Bad **mit** Emulgator	Gesichts-dampfbad	Sitzbad **mit** Emulgator	Massage	Direkt auf die Haut
Nervöse Erschöpfung	X	X				X	
Neurasthenie	X	X				X	
Neurodermitis	X		X	X		X	X
Ohnmacht	X						
Östrogenspiegel-Erhöhung	X	X				X	
Panik	X	X				X	
Pilze	X		X	X	X	X	X
Prostata	X		X			X	
Psoriasis	X		X		X	X	X
Psyche, allgem. aufhellend	X	X				X	
Rekonvaleszenz	X	X				X	
Rheumatischer Formenkreis	X	X	X			X	
Samenerguß zu früh	X	X			X	X	
Samenqualität, Verbesserung	X	X				X	
Scheidenjucken	X		X		X		
Scheidenpilz	X		X		X		
Schlaflosigkeit	X	X				X	
Schmerzhafte Regelblutung	X	X			X	X	
Schmerzstillung	X	X	X	X	X	X	
Schnupfen	X	X		X			
Schwäche	X	X				X	
Schwangerschaftserbrechen	X					X	
Schwindel	X	X				X	
Sinnlichkeit-fördernd	X	X	X			X	
Sonnenbrand	X					X	X
Spannungen, nervöse	X	X	X			X	
Sterilität männl. und weibl.	X	X			X	X	
Streßfolgen	X	X				X	
Übergewicht	X	X				X	
Vegetativum, Stabilisierung	X	X	X			X	
Virusinfektion	X	X				X	
Warzen	X					X	X
Wechseljahrbeschwerden	X	X			X	X	
Wochenbettdepressionen	X	X				X	

Index – Indikationen

Abwehrsteigerung 73
Akne 73
Allergien 73
Amenorrhoe 73
Angst 73
Antibiotikum 73
Antihistaminikum 73
Antimykotikum 73
Apathie 73
Aphrodisiakum 74
Appetitlosigkeit 74
Asthma 74
Atemwegs-Infektionen 74
Blähungen 74
Blutdruck zu hoch 74
Blutdruck zu niedrig 74
Brechreiz 74
Breitband-Antibiotikum .. 74
Bronchitis 74
Chlamydien 75
Dekubitus 75
Depressionen 75
Durchschlafstörungen 75
Dysmenorrhoe 75
Einschlafstörungen 75
Entzündungen 75
Erbrechen 75
Erkältungen 75
Fieberbläschen 75
Frauenleiden, nervöse 76
Frigidität 76
Fußpilz 76
Gebärmutter allgemein ... 76
Gehirnstärkung 76
Geistige Erschöpfung 76
Geschlechtstrieb
anregend 76
Grippe 76
Grundumsatzerhöhung ... 76
Gürtelrose 76
Halsentzündung 76
Hauterkrankungen,
allgemein 77
Hautpilz 77
Herpes simplex 77
Herpes zoster 77
Herzklopfen 77
Husten 77
Hypotonie 77
Hypertonie 77
Hysterie 77
Immun-Stimulierung 77
Impotenz 78
Influenza 78
Insektenstich 78
Juckreiz 78
„Kater“ nach
Alkoholgenuß 78
Kehlkopfentzündung 78
Klimakterium 78
Koliken
(Darm, Magen, Niere) ... 78
Konzentrationsstörungen. 78
Kopfhaut, juckend
und schuppend 78
Kopfschuppen 78

Kortison-ähnliche Wirkung78
Kreislaufanregung........... 79
Männermittel, allgemein . 79
Migräne........................... 79
Milchmangel beim Stillen 79
Müdigkeit........................ 79
Nebenhöhlen-
erkrankungen............. 79
Nervenberuhigung........... 79
Nervöse Erschöpfung...... 79
Nervosität........................ 79
Neurasthenie (nervliche
Erschöpfung).............. 79
Neurodermitis................. 79
Ohnmacht....................... 79
Östrogenspiegel erhöhend 80
Panik.............................. 80
Pilz (Fuß-, Haut-)............ 80
Prostata........................... 80
Psoriasis.......................... 80
Psyche,
allgemein aufhellend... 80
Regelblutung,
ausbleibend................ 80
Regelblutung,
schmerzhaft................ 80
Rekonvaleszenz............... 80
Rheumatischer
Formenkreis............... 80
Samenerguß, frühzeitiger 80
Samenqualität,
Verbesserung............. 80
Scheidenjucken............... 81
Scheidenpilz.................... 81
Schlaflosigkeit................ 81
Schluckauf...................... 81
Schmerzstillung.............. 81
Schnupfen...................... 81
Schuppenflechte............. 81
Schwäche, allgemein....... 81
Schwangerschafts-
erbrechen.................. 81
Schwindel....................... 81
Sinnlichkeit, fördernd..... 81
Sonnenbrand.................. 81
Spannungen, nervöse..... 82
Sterilität, männlich und
weiblich...................... 82
Stress, Folgen von........... 82
Übergewicht.................... 82
Vegetativum,
Stabilisierung des....... 82
Virus - Infektion.............. 82
Warzen........................... 82
Wechseljahrbeschwerden 82
Wochenbett-Depression.. 82

Programmbeschreibung

Legen Sie die CD in Ihr CD-Laufwerk, starten Sie Setup und lassen sich durch das Menü führen.

Nach der Installation können Sie dann das Programm starten mit dem Button „AROMA"

Nach dem Sie das Programm AROMA gestartet haben, haben Sie die Möglichkeit einen neuen Namen für eine Auswertung einzugeben oder einen bereits vorhandenen Namen, mit der letzten Auswertung aufzurufen.

Danach kommen Sie in das Eingabefeld für Symptome und Anwendungsmöglichkeiten.

Sie sehen im Fenster die verschiedenen Symptome und Anwendungsmöglichkeiten, die Sie markieren und Auswählen können. Diese sind dann blau unterlegt. Bei nochmaligen anklicken auf ein bereist markiertes Element, wird die Auswahl Rückgängig gemacht.

Haben Sie alles ausgewählt Drücken Sie mit der Maus auf „OK". Nun erscheint eine oder mehrere 5-er Öl – Kombinationen, individuell für Sie. Sollten weiter Öle eine gleiche Wertigkeitszahl haben (die Zahl in der Klammer) wie bereits in der Kombination vorhanden, dann kann man nach eigenen Wünschen die Öle mit der gleichen Wertigkeitszahl austauschen.

Sollten weniger als 5 Öle erscheinen gibt es für Ihre Auswahl keine weiteren Öle. Sie könne es dabei belassen oder wählen Sie noch ein oder zwei weiter Symptome oder Anwendungsmöglichkeiten aus.

Jetzt haben Sie die Möglichkeit die Auswertung auszudrukken (Button mit der Drucker), die Auswahl zu ändern oder neu einzugeben.

Es gibt insgesamt 80730 Kombinationsmöglichkeiten
(5 aus 27!)

Bezugsnachweis der Öle

Empfohlen werden die ätherischen Öle von „Therapie-Öle Rebecca Wolff“, Öle von Primavera und Öle von BAV.

Die „Therapie- Öle Rebecca Wolff “ erhalten Sie nur bei Ihrem Therapeuten, Masseur, Heilpraktiker, usw. und sind nicht im Fachhandel erhältlich.

Die Öle von BAV-Versand und Primavera und erhalten Sie direkt oder in den entsprechenden Fachgeschäften.

Egal welches Öl Sie verwenden, achten Sie auf die Kennzeichnung:

100% natürliches ätherisches Öl

Öle mit andere Aufschriften halten wir für den praxis- und therapeutisch bezogenen Einsatz für ungeeignet, außer für die Duftlampe!

Bezugsnachweis für Therapeuten:

„Therapie-Öle Rebecca Wolff" erhalten Sie:

In Deutschland:

BAV-Großhandel, Stockäckerstr. 5, D-78727 Oberndorf a.N.
Tel.: 07423/83062; Fax 07423/83063
eMail: BAV-Verlag-Versand@T-Online.de
Internet: http:\\www.bav-verlag-versand.com

G.K.M. Gesellschaft für Komplementäre Medizin GmbH,
Irisstr.16, 85591 Vaterstetten,
Tel.: 08106/ 301381, Fax 08106/ 301484

In der Schweiz:

Obrare GmbH, CH-3210 Kerzers
Tel.: 031/7556821; Fax: 031/7557540

In Österreich:

Apotheke zur Kaiserkrone, Mariahilfer Str. 110,
1070 Wien, Tel: 01/5262646 ; Fax: 01/5262647

In Belgien:

Biomed n.v., Hoevenstraat 45, 2160 Wommelgem
Tel.: 03 / 3540333; Fax: 03 / 3540377

In den Niederlanden:

Azimed B. V. IMPORT MEDISCHE PRODUCTEN,
Postbus 281, 4190 CG Geldermalsen,
Tel.: 0345 / 580805; Fax: 0345 / 580802

In Italien:

ESCO Srl, Via Vanzago 19, 20010 Cornaredo
Tel.: 02/93568448; Fax: 02/93568353

Weitere Bücher:

Vitamine und Mineralstoffe in der Praxis

ISBN 3-931330-04-4 **von Andreas Krauth**

Ein Handbuch für den täglichen Gebrauch

Ein hervorragendes Werk, das für jeden gedacht ist, der schnell und übersichtlich die Informationen über Vitamine, Mineralstoffe und Spurenelemente zu Hand haben möchte, ohne lange suchen zu müssen. Deshalb ist dieses Handbuch auch eine sehr gute Ergänzung zu bereits vorhandenen Bücher über diese Thematik.

Mit Tabellen, Wechselwirkungen zwischen und innerhalb den Vitamine und Mineralstoffen, Aufnahmeförderung und Aufnahmebehinderung, Mangel- und Überdosiererscheinungen, Wirkungsweise, medizinischer Einsatz (Indikationen), Medikamentengruppen, Risikogruppen, täglicher Bedarf nach Alter aufgegliedert, Blutnormalwerte.

Über 15 Vitamine und mehr als 20 Mineralstoffe und Spurenelemente *in verständlicher Form!*

Taschenbuch für DM/SFR 19,80
beim Blue Anathan Verlag erhältlich

Die Ohrkerze in Theorie und Praxis

ISBN 3-931330-03-6 **von Klaus Krauth**

Die alternative Therapieform

Dieses umfangreiche und bisher einmalige Werk enthält nicht nur Therapieerfahrungen, sondern zeigt auch die Vielfalt der Einsatzmöglichkeiten und Indikationen der Ohrkerzentherapie auf.

Viele Tips und Hindergrundinformationen, sowie genaue Therapieanleitungen und den Umgang mit der Ohrkerze, machen dieses Buch zu einem unentbehrlichen Ratgeber für den Ohrkerzenanwender.

Aus dem Inhalt:

- Die Wirkung der Ohrkerze auf Körper und Psyche
- Vorgehensweise bei verschiedenen Krankheiten
- Begleittherapien zur Ohrkerze
- Fallbeispiele aus der Praxis
- Behandlung von Tieren
- uvm.

Taschenbuch für DM/SFR 19,80
beim Blue Anathan Verlag erhältlich

Der Verlag in eigener Sache

Haben Sie Interessante Therapiebeispiele bzw. Erfahrungen mit ätherischen Öle gemacht, schicken Sie uns diese zu, wir freuen uns über jede Einsendung.

Ebenso suchen wir weiter Autoren die über interessante Themen geschrieben haben. Senden Sie uns Ihr Skript unverbindlich ein an:

BAV-Verlag-Versand, Stockäckerstr. 5, D-78727 Oberndorf a.N. Tel: 07423/83062; Fax 07423/83063
eMail: BAV-Verlag-Versand@T-Online.de

Unser Versand führt:

- Therapeutische hochwertige Ohrkerzen in 8 versch. Sorten
- Grün-Tee, Lapacho-Tee
- Über 30 Aloe Vera Produkte
- Ayurvedische Massageöle und Chakrenräucherstäbchen
- Naturreine ätherische Öle
- Räucherwerk
- Bücher
- Unser Angebot können Sie über Internet abrufen unter **http:\\www.bav-verlag-versand.com**

Öl - Mischungs - Service

Sollten Sie nicht die Möglichkeit haben selbst zu Mischen oder nicht die entsprechende Öle haben/bekommen, stellen wir gern Ihre Mischung für Sie zusammen. Der Service kostet 5.- DM + die entsprechende 100% naturreine ätherischen Öle. Wir Informieren Sie gern darüber.

Programmstart:

Programm-Manager öffnen und mit **Setup** Starten

Programm-CD

Bitte hier entnehmen →→→→→→→

Die aufgeklebte Seriennummer benötigen Sie zur Installation und zur Programmregistrierung. Nicht verlieren!!

Technische Hilfe unter 07423/83062